Mia Sophie
Wagenscheidt

Heil
steine
Buch

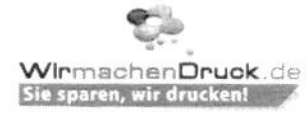

Email: info@edition-jt.de
www.edition-jt.de

JT Handels UG
Berumer Str. 44
26844 Jemgum

Inhalt

Vorwort

Die wundersame Welt der Heilsteine fesselt die Menschheit schon seit Anbeginn ihrer Zeit. Heilsteine – das sind Mineralien, die dank ihrer Kristallstruktur und Herkunftsgeschichte über besondere Kräfte verfügen, die Sie bei der Bewältigung Ihres Lebens unterstützen können. Ob körperliches Leiden oder seelischer Ballast, helfende Steine gibt es für fast jedes Anliegen.
In diesem Buch finden Sie alles, was Sie schon immer über die geheimnisvolle Welt der Mineralien wissen wollten. Von der Geschichte der Heilsteine über den chemischen Aufbau ihrer Kristalle bis hin zur Anwendung und Entfesselung der Heilstein-Energie ist alles dabei. Dazu gibt es jede Menge praktischer Anleitungen, um die Kraft der Steine im Alltag nutzen zu können. Erfahren Sie hier, wie auch Sie mit der Energie der Steine in Kontakt treten können!

Und nun ...

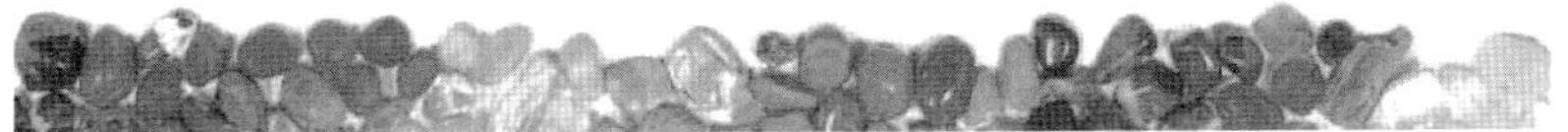

Die Kraft der Heilsteine

Heilsteine haben die Kraft, uns seelisch und körperlich zu helfen. Seit Jahrtausenden wissen Menschen um die Fähigkeiten und den Nutzen von besonderen Mineralien. Ihre energetischen Eigenschaften können uns helfen, ungelöste emotionale Probleme in den Griff zu kriegen, körperliche Beschwerden zu lindern, unseren Energiehaushalt auszubalancieren und sogar zu einer höheren spirituellen Einsicht zu gelangen. Auch Sie können von den sagenhaften Energien der Heilsteine profitieren.

Heilsteine sind Mineralien, die aufgrund ihrer chemischen und physikalischen Beschaffenheit, Erfahrungsgeschichte und Farben besondere Einflüsse auf Menschen und Tiere haben. Sie sind im Handel als Schmuckstein beliebt, als Dekoration in Räumen zu finden, aber auch in traditionellen Heilweisen wie dem indischen Ayurveda bekannt. Daher faszinieren sie auch nach wie vor Menschen aus aller Welt.

Die Vielfalt der Steine ist dabei genauso groß wie die Vielfalt der Anliegen und Wünsche der Menschen. Jeder Stein für sich genommen ist ein Individuum, dennoch gibt es auch große Unterschiede in der Wirkung und dem Nutzen zwischen den Steinsorten. Letztlich läuft aber alles darauf zurück, wie wir unsere Steine wahrnehmen und was sie für uns ganz persönlich bedeuten können: wie unsere Energien mit denen der Steine in Resonanz gehen.

Hinweis: In diesem Buch finden Sie einen QR-Code, der Sie zu einer Audiodatei führt. Falls Sie keine Möglichkeit haben, den QR-Code zu scannen, können Sie die Datei auch über diesen Link finden: https://bit.ly/3M46knW

Heilsteine - Ein Überblick

Bei Heilsteinen handelt es sich um Steine, denen die besondere Fähigkeit zugesprochen wird, Menschen positiv beeinflussen zu können. Die verwendeten Steine sind in der Regel uralte Mineralien, die schon seit Jahrhunderten zu verschiedenen, teils medizinischen, Zwecken genutzt werden. Es wird davon ausgegangen, dass von den Steinen eine heilsame Wirkung ausgeht. Diese Wirkung zeigt sich sowohl bei Menschen als auch bei anderen Lebewesen. Die Heilsteinkunde lehrt, sich diese Heilfähigkeit zu Nutze zu machen, um Leiden zu lindern und positive Energien zu stärken. Zum Zwecke der Heilung werden die verschiedenen Mineralien am Körper getragen, für Massagen genutzt oder anderweitig verarbeitet.

Die Heilsteinlehre hat ihre Ursprünge in den verschiedensten Heillehren aus aller Welt. Fast überall wurden oder werden Heilsteine schon einmal genutzt, um Schmerzen zu lindern oder Menschen zu stärken. Wie viele andere alte Heilkunden steht auch im Zentrum der Heilsteinlehre eine universale Energie. Daher kann man das Arbeiten mit Heilsteinen auch als eine Form von Energiemedizin betrachten.

Definition: Energiemedizin

Unter Energiemedizin versteht man eine Therapieform, die neben biochemischen Prozessen auch biophysikalische Prozesse in Diagnose und Behandlung einbezieht. Im Vordergrund steht dabei der Umgang mit einer sogenannten universalen Lebensenergie.

Zu den Ursprüngen der Heilsteinlehre gehören unter anderem die Traditionelle Chinesische Medizin, aber auch die indische Heillehre Ayurveda. Ähnlich wie in diesen Lehren geht man in der Heilsteinkunde davon aus, dass der Grundbestandteil unserer Welt Energie ist. Somit kann sowohl alles Lebende, aber auch alle Objekte auf der Welt, Energie abgeben und aufnehmen.

Heilsteine werden als Objekte betrachtet, die mit besonderer Energie aufgeladen sind und diese besondere Schwingung auch abgeben können. Jene Form von Schwingung kann auf Menschen energetisierend wirken und Beschwerden reduzieren. Tatsächlich ist es so, dass die elektromagnetische Strahlung von Objekten und Subjekten auch physikalisch gemessen werden kann. Denn jedes Lebewesen und jedes Objekt hat eine bestimmte Frequenz, auf der er oder es „strahlt".

Sie können diese Form von Energieübertragung im Alltag beobachten. So nehmen wir Energie beispielsweise durch Nahrung, Licht, Wärme und auch Nähe anderer Menschen auf. Wir Menschen verfügen über einen hohen

Grad an Selbstbestimmtheit, unsere Energiequellen auszusuchen. So suchen wir uns unser Essen selbst, entscheiden darüber, wie warm wir es haben oder in welcher Umgebung wir uns aufhalten. Objekte wie Steine hingegen haben diese Form von Möglichkeit nicht: Sie können nicht bestimmen, woher Sie Energie aufnehmen und wohin Sie sie abgeben.

Steine sind somit zumindest zum Teil ein Produkt ihrer Umgebung: Sie sind quasi ein Abbild dessen, was auf Sie eingewirkt hat. Da Steine von innen nach außen wachsen, wird die eingewirkte Energie im Inneren der Steine konserviert; daher geht man davon aus, dass die vom Stein konservierte Energie teilweise Millionen, wenn nicht Milliarden, Jahre alt ist.

Diese besondere Energie wird in der Heilsteinlehre in den verschiedensten Formen genutzt: Man findet sie als Schmuck und Zierde, in Form von Gesichtsrollen oder auch als Dekoration auf dem Schreibtisch oder in Windspielen. Die Steine sollen dabei helfen, gute Energien zu stärken und schlechte zu neutralisieren. Dadurch können sie helfen, das mentale und körperliche Wohlbefinden zu festigen. Die Wirkung von Heilsteinen ist dabei abhängig von der Form, Struktur, den Farben und der mineralischen Zusammensetzung des Steins. Je nachdem, welche Eigenschaften er aufweist, wirkt der Stein unterschiedlich. Ihnen allen ist aber gemeinsam, dass sie das positive Wohlbefinden fördern und Leiden lindern können.

Merke

Als Heilsteine werden Steine bezeichnet, von denen besondere Energien ausgehen. Diese können Lebewesen bei der Heilung unterstützen. Sie sollen positive Energien fördern und zeigen sich in ihrer Wirkung abhängig von verschiedenen Faktoren, wie Form und Struktur.

Wirkung der Heilsteine

Für manche Leute mag es erst einmal schwierig sein, sich das bildlich vorzustellen. Schließlich ist die Strahlung eines Steins weder sichtbar noch sofort spürbar. Allerdings ist ein Stein letztlich nichts anderes als eine Ansammlung von Energie – genau wie wir Menschen auch.

Was ist Energie?

Energie ist eine Abfolge elektromagnetischer Wellen. Alles Mögliche, Sichtbare, Fühlbare, Hörbare, kann Energie sein. Das Licht der Sonne, die Frequenz eines Radios und die Wärme eines Feuers sind allesamt Energie. Allerdings gibt es auch unsichtbare, -hörbare, und -spürbare Energie: Dazu gehört beispielsweise Radioaktivität oder ultraviolettes, für das menschliche Augenlicht nicht sichtbares Licht. Letztlich ist aber sowohl das eine als auch das andere aber nichts anderes als Schwingung. Diese Schwingung gibt an uns Informationen ab, die wir in unser körpereigenes Energiesystem integrieren. So entstehen zum Beispiel Tumore durch Radioaktivität, aber auch Vitaminaufnahme durch Lichttherapie. Zusätzlich dazu ist es wichtig, sich vor Augen zu führen, dass Strahlung (wie Licht) sowohl eine Schwingung als auch Materie (wie unser Körper) besitzt. Auf rein physikalischer Ebene kann sich nämlich jedes Teilchen auch wie eine Strahlung verhalten – das bedeutet, dass jeder einzelne unserer Zellkörper auch eine Frequenz hat, auf der er schwingt.

Anders ausgedrückt: Alles, was einen Körper hat, kann auch strahlen; und alles, was strahlt, kann auch Materie werden. So können bestimmte Frequenzen als buntes Licht für uns sichtbar gemacht werden und wir können Energie in Form von Wärme abstrahlen.

Genauso wie Licht, Radiofrequenzen und unser eigener Körper schwingen auch Steine. Die Informationen, die durch diese Schwingung abgegeben wird, wird von uns aufgenommen. Dadurch wirkt die Energie des Steines auf die Energie unseres Körpers und kann dessen Energiesystem positiv beeinflussen.

Heilsteine und ihre Wirkung

Nicht von jedem Objekt geht eine heilende Wirkung aus. In den meisten Fällen begegnen wir Objekten, deren Energie eher neutral auf uns einwirkt. In seltenen Fällen kann diese Energie auch destruktiv sein, wie oben im Beispiel der Radioaktivität erläutert.

Heilsteine sind Steine, deren energetische Wirkung seit Jahrhunderten überliefert wird. Sie unterscheiden sich in ihrer Form, Struktur und Wirkweise von anderem Gestein, das diese Wirkung nicht auf uns hat. Die verschiedenen Unterschiede zeigen sich unter anderem in der Mineralklasse, der Entstehung des Steins, der Farbe und der Kristallstruktur.

Heilsteine besitzen also etwas, das andere Steine oder Objekte nicht besitzen. Um diese Energie für sich nutzbar zu machen, verwendet man Heilsteine meistens in Kombination mit anderen Formen der Energieheilung. Dazu gehören Meditationen, Energiereinigungen, aber auch die Beschäftigung mit dem Kosmos und den Sternen.

In vielen älteren Heilmethoden sind Heilsteine schon lange integriert. So werden sie schon seit Jahrtausenden als Schmuck getragen, unter der Annahme, dass sich ihre positive Energie auf den Träger überträgt. Auch in der Traditionellen Chinesischen Medizin spielen Heilsteine eine besondere Rolle.

Beispiel:

Beim Gua Sha, einer traditionellen Form der Körpermassage, werden beispielsweise abgerundete Jade-Steine genutzt, um die Haut besser zu durchbluten. Ähnlich werden in vielen Kosmetikprodukten mittlerweile Kristalle genutzt. Viele Face-Roller beinhalten diese, um ebenfalls die Durchblutung anzuregen. Auch das Aufstellen der Kristalle im Raum oder deren Tragen nah am Körper wird vielfach genutzt, um die positive Energie zu nutzen.

Heilsteine werden also nicht nur dafür genutzt, tatsächliche Heilung zu unterstützen – sie können auch das generelle Wohlbefinden verbessern, Stress reduzieren und gut für die Wellness sein. Natürlich stellen Heilsteine keinen Ersatz für eine medizinische Behandlung dar – vielmehr dienen sie als Ergänzung bereits bestehender Behandlungen und zur generellen Verbesserung des eigenen Wohlbefindens. Dennoch geht von ihnen eine Kraft aus, die ihresgleichen sucht.

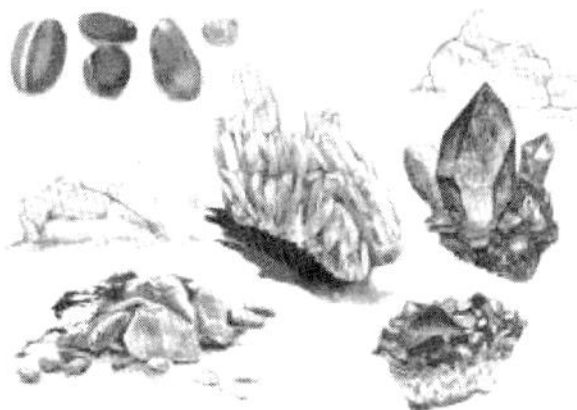

Welche Unterschiede gibt es?

Heilstein ist nicht gleich Heilstein – in der Tat gibt es viele kleine und große Unterschiede zwischen den Wirkweisen der Steine. In diesem Kapitel sollen die gängigsten Erwähnung finden.

Steine und Mineralien

Der Begriff „Stein" wird im allgemeinen Sprachgebrauch sowohl für Mineralien als auch für Gesteine und Edelsteine verwendet. Ein Stein ist erst einmal nichts anderes als ein Objekt, das aus Mineralien oder Gestein besteht.

Mineralien verfügen über spezielle und spezifische Eigenschaften. Sie besitzen eine eindeutige chemische Zusammensetzung, die sie als Mineralien identifizierbar macht. Ein Mineral können Sie anhand seiner Strukturformel erkennen. Zusätzlich dazu gibt es einige äußere Marker, die ein Mineral von anderem Gestein unterscheiden.

Als Mineral gilt nur dasjenige Material, das natürlich unter oder auf der Erdoberfläche entstanden ist. Künstliche Synthese oder Imitationen dürfen nicht als Mineralien bezeichnet werden.

Beispiel:

Ein sehr bekanntes Mineral ist der Quarz.

Ein Gestein ist ein fester Verbund aus Mineralien. Gesteine beinhalten neben Mineralkörnern allerdings oftmals auch andere Bestandteile wie organische oder anorganische Rückstände von Lebewesen.

Beispiel:

Das Gestein Granit besteht aus Quarz, Glimmer und Feldspat.

Als Mineralvergesellschaftung werden hingegen Kristalle einer oder mehrerer Mineralien bezeichnet, die miteinander verwachsen sind.

Beispiel:

Das besser als „Katzengold" bekannte Pyrit verschmilzt häufig mit Quarz zu einer Mineralvergesellschaftung.

Kristall

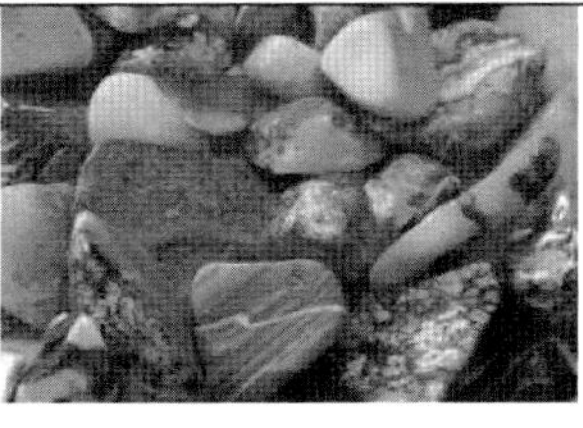

Ein Kristall ist ein einheitlich zusammengesetzter, fester Körper. Dieser ist nach einem bestimmten chemischen Muster angeordnet und folgt festen Regeln (mit Ausnahmen). Idealerweise ist der Kristall von gleichmäßig angeordneten ebenmäßigen Flächen eingegrenzt. Ob ein Mineral eine Kristallform ausbildet, ist von seiner Struktur abhängig.

Kristalle sind komplexe Zusammensetzungen aus Atomen, Ionen und Molekülen. Die regelmäßige Anordnung dieser Bestandteile bestimmt die Kristallstruktur. Diese Anordnung spielt für die Bestimmung des richtigen Heilsteines eine wichtige Rolle.

Diese Anordnung nennt man auch „Kristallgitter". Sie können sich die Struktur des Kristalls also regelrecht wie ein echtes Gitter vorstellen, das sich von Stein zu Stein unterscheidet. Die Formen sind so unterschiedlich und zahlreich, dass nicht jeder Kristall sofort als solcher bekannt ist.

Beispiel:

Rosenquarz, Diamant, aber auch Graphit (Bleistiftmine) sind Kristalle.

Die Entstehung von Kristallen ist vor allem von vulkanischer Aktivität beeinflusst. Flüssiges Magma ist eigentlich nichts anderes als eine Ansammlung von Mineralien. Das Magma wird unter hohem Druck an die Oberfläche befördert, wodurch sich die Atome der Mineralien neu formieren. Dadurch entstehen innerhalb vieler Millionen von Jahren Kristalle, aber auch andere Steine und Edelsteine. Sowohl der Standort als auch die im Magma vorhandenen Mineralien beeinflussen, welche Steine dadurch entstehen. Obwohl wir Menschen zahlreiche dieser Bestände bereits ausgegraben haben, entstehen durch die stetige vulkanische Aktivität sowohl auf der Erdoberfläche als auch im Erdinneren stets neue Edelsteine.

Sie können Kristalle auch züchten. Sie können sowohl industriell als auch im Eigenheim mit speziellem Zuchtmaterial erstellt und gezüchtet werden. Allerdings fehlt bei künstlichen Kristallen genau die Jahrhunderte alte Energie, die bei Heilsteinen eigentlich für die Wirkung sorgt.

Beispiel:

Mit Salz, heißem Wasser, Faden und Holzstäbchen lässt sich zuhause ein Salzkristall züchten.

Edelstein

Edelsteine und Kristalle sind Mineralien. Entscheidend dafür, ob ein Mineral als Edelstein gilt, ist der Härtegrad. Dieser wird durch die Einheit „Mohshärte“ gemessen. Sie beruht auf dem Widerstand des Minerals, wenn mit einem scharfen Instrument in die Oberfläche geritzt wird. Es gibt insgesamt 10 Härtegrade. Als Edelsteine gelten Mineralien, die eine Mohshärte von über 7 aufweisen. Diamanten, die bekannt dafür sind, die härtesten Edelsteine zu sein, haben einen Härtegrad von 10. Rosenquarz und Amethyst haben jeweils eine Härtestufe von 7.

Weitere Merkmale für Edelsteine sind die Seltenheit, die Schönheit, der Glanz, die Reinheit und die Farbe des Steines. Nach diesen werden zum Beispiel die unterschiedlichen Preise eines Diamanten berechnet. Zur Seltenheit gehört nicht nur das natürliche Vorkommen des Steins, sondern auch Seltenheit in Hinsicht schleifbarer Größen.

In Ihrer Rohform sind Edelsteine häufig unscheinbarer und werden erst durch das Schleifen und Polieren wertvoller.

Mineralien mit geringer Härte und weniger ausgeprägter Farbintensität werden manchmal auch als Halbedelsteine bezeichnet. Eine moderne Bezeichnung für diese Form von Mineralien ist „Schmucksteine“.

Heilsteine im Wandel der Zeit – Über die Geschichte der Heilsteine

Schon immer wurden Edelsteine dazu verwendet, die Heilung zu fördern. Auch in Mythen und Legenden finden sie wieder und wieder eine bedeutungsvolle Rolle. Die Rolle von Steinen und Edelsteinen und unsere Beziehung zu Ihnen kann sogar bis in die Steinzeit zurückverfolgt werden.

Steinzeit

Bereits unsere Vorfahren in der Steinzeit verarbeiteten Edelsteine zu Schmuck. So haben Neandertaler und frühe Formen des Homo sapiens Bernsteine zu Amuletten verarbeitet. Man geht davon aus, dass dieser Schmuck eine schützende Funktion haben und Krankheiten und böse Kräfte fernhalten sollte. Manche Kulturen glaubten womöglich auch, dass sie Ihnen durch die besonderen Schmucksteine zusätzliche Kräfte verleihen würden. Auch für das Leben nach dem Tod wurde den Edelsteinen eine bedeutende Rolle zugesprochen: Bereits in den Gräbern der Altsteinzeit fand man Armbänder und Halsketten mit entsprechendem Schmuckstein.

Über die anderen Funktionsweisen der Amulette lässt sich jedoch nur spekulieren.

Die Geschichte des Bernsteins

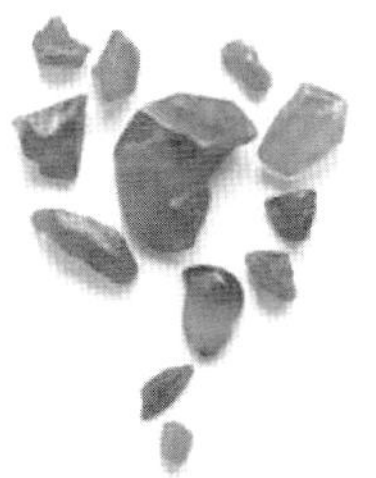

Bei Bernstein handelt es sich um einen Schmuckstein, der, im Gegensatz zu vielen anderen Heilsteinen, nicht aus vulkanischem Material, sondern aus fossilem Harz besteht. Er ist durch seine gold-rötliche Färbung besonders beliebt und im Ostseeraum häufig zu finden. Auf der ganzen Welt verteilt gibt es verschiedene Bernsteinformen, die bekannteste und klassische Form ist allerdings der Succinit.

Bereits ca. 400 v. Chr. Beschrieb Hippokrates von Kos die Anwendungsformen von Bernstein zum Zwecke der Heilung. Mediziner verwendeten diese Anwendungshinweise bis ins Mittelalter hinein. In der Kirche wurde nach Beginn der Zeitrechnung der Bernstein statt Weihrauch zum Reinigen der Luft verwendet; deswegen wurde er auch häufig zum Räuchern von Krankenräumen genutzt.

Im Römischen Reich wurde der Schmuckstein währenddessen als Arznei verwendet und auch zur Behandlung von Krankheiten eingesetzt. Er sollte vor allem vor Krankheiten des Geistes und des Kopfbereiches schützen. Auch in Persien wurde der Stein als Medizin genutzt. Dort sollte er ebenfalls den Geist des Menschen stärken. Dabei wurde vor allem sogenannter weißer Bernstein für die medizinische Behandlung verwendet, während grünlicher Bernstein wertvoller war und als Schmuck diente. In China wurde Bernstein unterdessen als Beruhigungsmittel verwendet, gepaart und vermischt mit Opium zu einer Art „Sirup". Im Laufe der Jahre wurde der Bernstein in Europa zur Krankheitsbehandlung genutzt. Im Mittelalter trugen Menschen beispielsweise Ketten, die die Gelbsucht besiegen sollte. Bis Ende des 19. Jahrhunderts wurde Bernstein darüber hinaus genutzt, um Muskel- und Gelenkschmerzen zu behandeln. Dazu wurde aus dem Schmuckstein Öl, Balsam und auch Extrakt gefertigt, der auf die betroffenen Stellen aufgetragen wurde. Außerdem dachte man bis vor dem Ersten Weltkrieg, dass eine Behandlung mit Bernsteinschnaps die männliche Potenz verbessern könne.

Eine tatsächliche Wirkkraft des Bernstein-Pulvers konnten schließlich russische Wissenschaftler entdecken: Sie fanden heraus, dass Bernsteinsäure den Körper stärkt und den Einfluss schlechter Umweltfaktoren verringern kann. Es regt die Atmungsorgane positiv an, stimuliert das Nervensystem und fördert Herz und Nieren. Außerdem hat Bernsteinsäure eine antitoxische Wirkung und kann Entzündungsprozesse lindern. Daher begann man, mit ihr Herz- und Blutgefäßerkrankungen, Harnblasenentzündungen, Bronchitis und Magen-Darm-Erkrankungen zu behandeln. Heutzutage wird Bernsteinsäure künstlich hergestellt, häufig in Lebensmitteln verwendet und nicht mehr zu Heilzwecken eingesetzt.

Antike

Auf der ganzen Welt wurden in der Antike Edelsteine, Kristalle und Schmucksteine zur Zierde oder für (Heilungs-) Rituale verwendet. Man findet die schönen Steine auf den Kronen der wichtigsten Herrscher, an den Griffen bedeutender Schwerter oder als Schmuck in den indigenen Bevölkerungen der Neuen Welt.

Bis etwa 4000 v. Chr. gibt es Überlieferungen aus Indien, in denen die Verwendung von Steinen zu Heilzwecken genannt wird. Sowohl in der Traditionellen Chinesischen Medizin als auch im indischen Ayurveda gibt es bereits Anleitungen zur Herstellung von Elixieren, Pasten und Pulvern aus und mit Heilsteinen. Auch die Sumerer nutzten zu dieser Zeit Mineralien für magische Beschwörungen und Formeln. Etwa 3000 v. Chr. beschrieb der chinesische Kaiser Shennong in seinem eigenen Buch der Medizin die heilende Kraft der Edelsteine.

Zirka 300 v. Chr., in der Blütezeit der Ägypter und alten Griechen, fanden auch hier Heilsteine ihren Platz. So erklärte der Philosoph Aristoteles die Heilwirkung der Edelsteine und die alten Ägypter gaben den Toten Schmuck aus Edelstein mit in ihre Grabstätten. Auch als Glücksbringer fanden die edlen Steine weite Verbreitung. Sowohl die Babylonier als auch die Assyrer stellten zudem Tinkturen mit Edelsteinwasser her.

Mittelalter

Mit der Entstehung der drei großen abrahamitischen Religionen fanden Edelsteine auch ihre Bedeutung in der Religion. Im Mittelalter wurde ihnen zudem in vielerlei Hinsicht eine Heilwirkung zugesprochen. Edelsteine verbreiteten sich ebenso als Glücksbringer, getragen als Kette oder Amulett.

Von 1089 bis 1179 n. Chr. lebte Hildegard von Bingen. Hildegard von Bingen machte sich einen Namen als Benediktinerin, Dichterin und Universalgelehrte. Edelsteinen schrieb sie eine besonders große Bedeutung zu. Sie nutzte sie sowohl zur innerlichen als auch zur äußerlichen therapeutischen Behandlung und beschrieb die Wirkungen der jeweiligen Heilsteine in einem Lexikon. Ihre Anwendungsvorschläge beriefen sich allerdings auf die Medizin des 12. Jahrhunderts, weswegen ihre Behandlungen heute so nicht mehr stattfinden würden und sollten. Ihre grundlegenden Beobachtungen und Annahmen legten allerdings den Grundstein für die moderne Heilsteinkunde und sind deshalb nach wie vor lesenswert.

Bei den Ureinwohnern Mittel- und Südamerikas hatten Edelsteine, wie bereits erwähnt, schon seit Jahrtausenden eine wichtige Bedeutung. Im Mittelalter wurden diese auch für Masken verwendet oder bei Ritualen genutzt. Besonders Jade spielte hier eine große Rolle, da er das Symbol für Wachstum und Wasser ist. Jade war der indigenen Bevölkerung außerdem wertvoller als Gold und den Adligen wurde einigen Erzählungen zufolge sogar nach dem Tod ein Stück in den Mund gelegt. Der Edelstein sollte in diesem Fall dem Verstorbenen das Herz ersetzen.

Neuzeit

In Russland gewann die Edelsteinkunde richtig an Fahrt, als der erste Kurort „Marcial Waters“ 1719 gebaut wurde. Man glaubte, dass das natürliche Quellwasser in der Gegend von Karelien besondere Heilkräfte besaß; das Wasser zeichnete sich durch seine Mineralhaltigkeit und den hohen Eisengehalt aus. Es war das Gestein Schungit, das unter Marcial Waters in großen Schichten vorhanden war und das besondere Quellwasser filterte. Auch Wasser, das mithilfe des Schungits aufbereitet wurde, wurde beim Militär genutzt, um eine größere Widerstandskraft zu erzeugen. Schungitwasser wurde darüber hinaus auch dafür genutzt, kranke Mitarbeiter in Fabriken zu behandeln.

Die Wirkweise des Schungits

Der Edelschungit wurde in Russland schon seit Jahrhunderten zur Heilung in der Volksheilkunde genutzt. Auch in der Medizinwissenschaft hat man bereits eine Wirkung des Steines feststellen können. Der Bestandteil, der für die Wissenschaft und Industrie am interessantesten ist, ist das Fulleren. Fulleren ist eine Form des Kohlenstoffs und kommt nur im Edel-Schungit in natürlicher Form vor. Fulleren wird heutzutage oft in Anti-Aging-Präparaten genutzt. Fulleren künstlich herzustellen, ist zwar möglich, aber unglaublich teuer, weshalb Schungit noch heute gefördert wird, um das begehrte Fulleren zu erhalten. Ein Edel-Schungit enthält ca. 12 % natürliche Fullerene und ist dadurch besonders begehrt. Fulleren kann Verjüngung des Körpers auf Zellebene hervorbringen, Vitamine zuführen und Harmonie im menschlichen Körper stärken – auch wenn diese wissenschaftlichen Erkenntnisse erst Anfang des 21. Jahrhunderts zu Tage gebracht wurden, war der heilsame Effekt der Steine der russischen Bevölkerung schon Jahrhunderte zuvor bekannt. Darüber hinaus wirkt Schungit nicht nur auf der Zellebene, sondern auch energetisch.

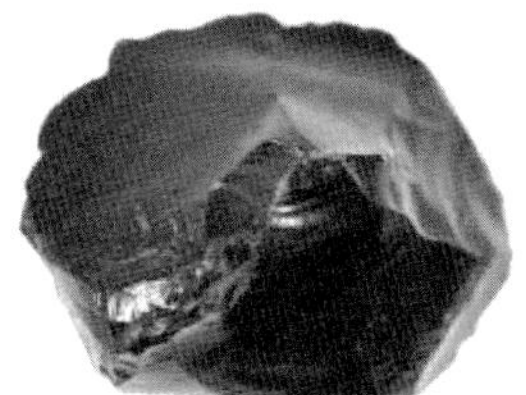

Heute

Das gesammelte Wissen der vergangenen Jahrhunderte wird heutzutage unterschiedlich genutzt. Man geht mittlerweile davon aus, dass die Schwingungen der Atome in den Kristallgittern der Steine die Schwingungen von Lebewesen positiv beeinflussen und die Steine somit Heilung fördern können. Da die Wirkung der Steine bis heute nicht mit den modernen Methoden der Wissenschaft belegt werden konnte, gilt sie als alternativmedizinische Behandlung. Allerdings gibt es zahlreiche traditionelle Heilverfahren, wie die Akupunktur aus der TCM, die nicht belegt werden können, deren Wirksamkeit unter Anwendern jedoch immer wieder berichtet wird. In dieser Hinsicht hat die Heilsteinkunde also noch einen Weg vor sich, bis sie die Anerkennung erlangt, die viele Anwender ihr zuschreiben.

Die Kraft der Natur – das bewirken Heilsteine

Heilsteine können auf viele verschiedene wundersame Weisen wirken. Während beim Bernstein physikalische Inhaltsstoffe gefunden werden konnten, die Teile seiner Heilwirkung erzielen, geht man bei den meisten Heilsteinen jedoch davon aus, dass diese ihre Wirkung nicht durch die Zusammensetzung, sondern durch ihre Schwingungen entfalten.

Grundsätzlich geht man davon aus, dass die Steine ihre Energien über Schwingungen und Strahlungen an den Menschen und andere Lebewesen abgeben. So wird eine positive Wirkung auf Körper, Geist und Seele erzeugt. Zusätzlich zu den steineigenen Schwingungen kommt der Einfluss verschiedener Farben hinzu, die auf einer bestimmten Frequenz schwingen.

Exkurs: Die Schwingungen von Farben

Farben sind im Grunde nichts anderes als unterschiedlich lange Lichtwellen. Unser Gehirn interpretiert diese Wellen als die uns bekannten Farben. Ob ein Gegenstand grün oder gelb, blau oder rot erscheint, ist abhängig davon, auf welcher Frequenz die Farbe schwingt.

Rot hat beispielsweise die längsten Wellen und schwingt somit auf einer sehr niedrigen Frequenz. Violett hat die kürzesten Schwingungen, weswegen ultraviolettes Licht für das menschliche Auge nicht sichtbar ist – die Farbe schwingt auf einer Frequenz, die unser Auge nicht wahrnehmen kann.

Dass Farben bestimmte Wirkungen auf Menschen haben, ist zudem seit langem bekannt. Die Zusammensetzung der Mineralien im Gestein und die Farbnuancen des Steins bestimmen daher gemeinsam, welcher Stein wo und wie welche Heilwirkung entfalten kann.

Gerade deshalb sind Heilsteine eine solch beliebte Ergänzung zu diversen Energieheilmethoden. Sie werden in der ayurvedischen Heilpraxis zum Beispiel genutzt, um Chakren zu aktivieren und Blockaden im Energiesystem des Körpers zu lösen.

Heilsteine wirken allein durch bloße Berührung oder Kontakt. Teilweise geht man davon aus, dass sogar ein Stein im selben Raum wie Sie selbst positive Schwingungen abgibt und somit einen Teil seiner Wirkung entfaltet. Extraktion der Bestandteile des Steins wie im Falle der Bernsteinsäure wird eher selten in der Heilsteintherapie genutzt.

Steinheilkunde und Sternzeichen

Heilsteine werden vielfach in Kombination mit den kosmischen Energien betrachtet. Daher ordnen viele die Heilsteine auch dem System der Sternzeichen zu. Demnach können Sie in einer astrologischen Tabelle den Stein finden, der abhängig von dem eigenen Sternzeichen am besten zu Ihnen passt. Da es nur 12 Sternzeichen gibt, wird manchmal angenommen, dass auch nur 12 Heilsteine eine bedeutende Rolle spielen würden. Allerdings gibt es genauso viele verschiedene Menschen wie Steine, weswegen es große Unterschiede zwischen den eingesetzten Heilsteinen auch beim selben Sternzeichen gibt. Unsere individuellen Persönlichkeiten und aktuellen Bedürfnisse haben einen großen Einfluss darauf, welcher Stein zu uns passt.

Energie und Aura

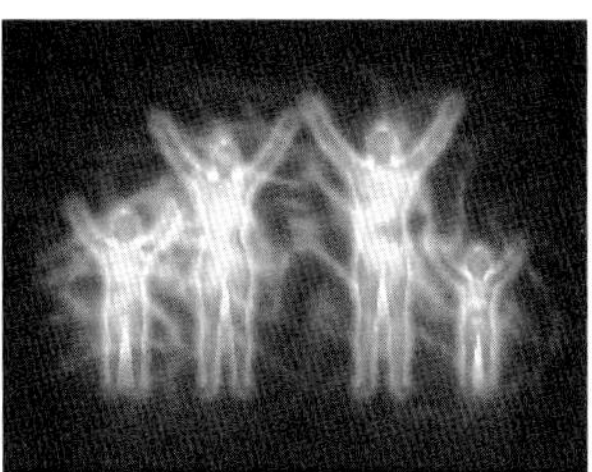

Dass Steine unsere Energie durch Schwingungen beeinflussen, mag im ersten Moment für einige eher abstrakt klingen. Dennoch beruht diese Idee auf uralten Prinzipien, die schon in der Traditionellen Chinesischen Medizin, im indischen Ayurveda und auch in zahlreichen anderen traditionellen Heilmethoden ihren Ursprung haben.

Unsere Lebensenergie

Die meisten dieser Heilweisen gehen von einer umfassenden Energie aus, die uns durchdringt. Diese Lebensenergie wird in der chinesischen Heilkunde „Chi", in der indischen Heilweise „Prana" genannt. Das Chi oder das Prana hält uns am Leben, durchströmt unseren Körper und sorgt für Gesundheit und Wohlbefinden. Umgekehrt kann es zu körperlichen und geistigen Beschwerden kommen, wenn die Energie nicht fließen kann, also an bestimmten Stellen blockiert wird. In der chinesischen und indischen Heilkunde wird dies als Energieflussstörung bezeichnet, die durch verschiedenste Heilmethoden aufgelöst werden kann.

Beispiel:

Akupunkturnadeln werden an bestimmten Punkten der Energieflussbahnen des Körpers gesetzt, um die Energie umzuleiten und somit die Störung zu beheben und die Energie wieder fließen zu lassen. Die Lebensenergie verbindet unsere Seele mit unserem Körper und unserem Geist. Diese Energie strahlen wir, wie auch alle anderen Lebewesen, aus. Sie kann in Form einer Aura sichtbar werden. Außerdem geht man in der indischen Heillehre davon aus, dass es so etwas wie Energiezentren in unserem menschlichen Körper gibt: die sogenannten Chakren.

Gesundheit und Krankheit in der Energieheilkunde

Bei Chakren handelt es sich um Energiezentren, an denen Energien zwischen Körper und Umwelt, aber auch innerhalb des Körpers getauscht werden. In der indischen Heillehre gibt es sieben Chakren, deren Zentren sich vertikal entlang des Körpers von unten nach oben befinden.

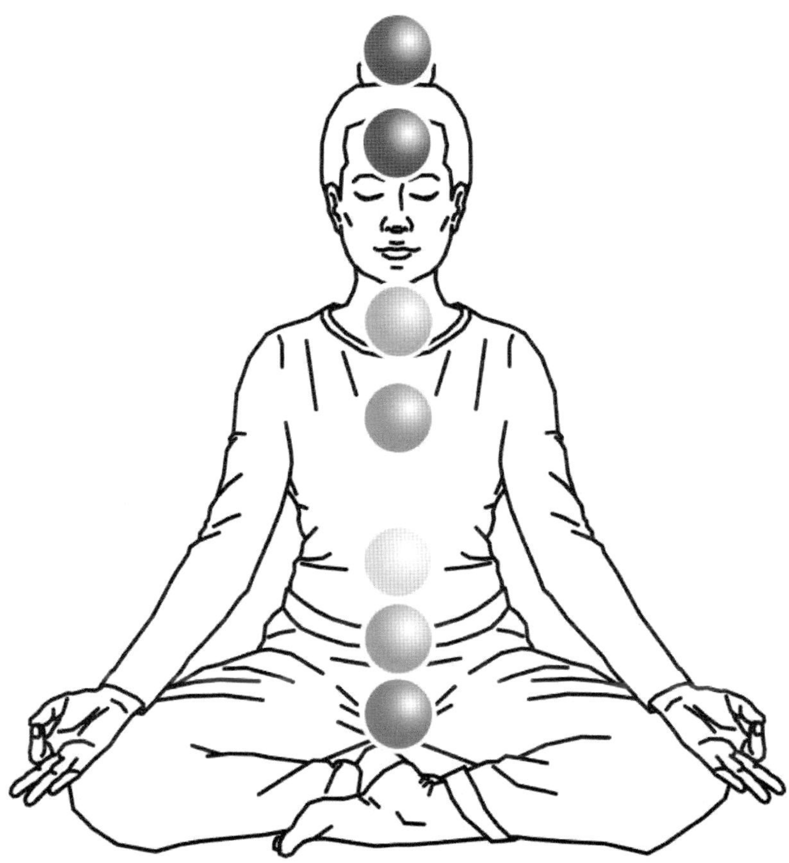

Exkurs: Chakren und Meridiane

Chakren

Chakren bezeichnen Verbindungsstellen zwischen dem physischen Körper und dem sogenannten Astralleib – der nicht-physischen Projektion des eigenen Selbst (Seele). Der Astralleib ist die energetische Form des Körpers. Die Chakren befinden sich oberhalb, nahe der Körperoberfläche, und sind unsichtbar. Wenn sie geöffnet sind, fließt Energie. Es gibt einige tausende Energiezentren, jedoch werden normalerweise sieben Hauptzentren unterschieden:

Von unten nach oben:

1. Muladhara Chakra: Das Wurzelchakra
2. Svadisthana Chakra: Das Sakralchakra
3. Manipura Chakra: Das Nabelchakra
4. Anahata Chakra: Das Herzchakra
5. Vishuddha Chakra: Das Hals- oder Kehlkopfchakra
6. Ajna Chakra: Das Stirnchakra (das „dritte Auge")
7. Sahasrara Chakra: Das Kronenchakra

Meridiane

In der Traditionellen Chinesischen Medizin arbeitet man häufig mit den sogenannten Meridianen – das sind Energieleitbahnen innerhalb unseres Körpers. Es gibt 12 Hauptmeridiane, die jeweils einem Funktionskreis zuzuordnen sind. Auf diesen Meridianen liegen auch die Akupunkturpunkte. Die Meridiane unterscheidet man außerdem zwischen „Yin" und „Yang". Yin-Meridiane leiten die Lebensenergie von den Zehen zur Körpermitte und von da aus in die Finger; Yang-Meridiane leiten Energie von den Fingern.

Yin-Meridiane:

- Herz-Meridian
- Lungen-Meridian
- Nieren-Meridian
- Pericard-Meridian
- Milz-Meridian
- Leber-Meridian

Yang-Meridiane:

- Magen-Meridian
- Dünndarm-Meridian
- Dickdarm-Meridian
- Dreifach-Erwärmer-Meridian
- Blasen-Meridian
- Gallenblasen-Meridian

Laut der Energieheillehre werden fast alle körperlichen Probleme durch Energieflussstörungen ins Leben gerufen oder zumindest unterstützt. Gestörte Energieflüsse können nämlich auch die natürlichen Abwehrkräfte schwächen und so zu einer Anfälligkeit für Krankheiten führen. Das heißt, dass, auch wenn der Energiefluss nicht der Erreger der Krankheit ist, die Energieflussstörung dazu führt, dass die Erreger überhaupt erst eine Chance haben, den Körper anzugreifen.

Der Energiefluss hingegen kann durch geistige und physische Faktoren blockiert werden. Ernährung, Bewegung und Gift spielen auf körperlicher Ebene eine entscheidende Rolle, während auf geistiger Ebene negative Gedanken und Glaubenssätze den Energiefluss im Körper beeinträchtigen können. Da sich nicht immer alle negativen Einflüsse vermeiden lassen, leiden viele Menschen häufig an Störungen in ihrem Energiefluss.

Der Einfluss von Heilsteinen auf unser Energiesystem

Genau an dieser Stelle setzt die Behandlung mit Heilsteinen an. Wohingegen in der Vergangenheit Heilsteine auch für spezifische Schmerzen und Krankheiten eingesetzt wurden, geht man heute davon aus, dass sie dort am stärksten sind, wo sie unsere natürlichen Abwehrkräfte stärken. Laut Heilsteinkunde besitzen Heilsteine die Kraft, bestimmte Energieflussstörungen zu heilen und somit dafür zu sorgen, dass wir gesünder, aufmerksamer und fitter werden.

Mittels Heilsteine können die meisten Störungen aufgelöst werden. Allerdings ist es wichtig, parallel zur Arbeit mit den Steinen sowohl medizinische als auch geistige Mitarbeit zu leisten. Zum einen, da eine Krankheit, die schon länger besteht oder auf eine länger bestehende Energieflussstörung zurückzuführen ist, sich nicht einfach in Luft auflöst. Auch wenn der Stein die zugrunde liegende Blockade löst, muss die Krankheit physisch mitbehandelt werden, da sie sich schon im körperlichen System der betreffenden Person befindet. Umgekehrt kann ein Stein auch eine Blockade auflösen, die durch ein unbewusstes Trauma entstanden ist. Damit ist allerdings noch nicht das Trauma gelöst, sondern lediglich die durch das Trauma entstandene Blockade. Um zu verhindern, dass eine weitere Störung entsteht, muss entsprechend auch das Trauma bearbeitet werden.

Merke:

Heilsteine sind eine Ergänzung zu herkömmlicher, naturheilkundiger und psychologischer Medizin, kein Ersatz.

Heilsteine können unterschiedliche, positive Strahlungen abgeben und dadurch den Energiefluss des Körpers stärken. Wie bereits erwähnt, sind die meisten Heilsteine schon Jahrtausende, wenn nicht Millionen von Jahren alt. In dieser Zeit haben sie Energie aus Kosmos und Natur aufgenommen und gespeichert. Diese Energie ist es nun, die positiv auf uns wirken kann. Heilsteine beinhalten also einen Teil der kosmischen Kraft des Universums. Heilsteine können Energieblockaden lösen, indem sie die Energie abziehen oder sie verstärken. Dadurch findet ein Energieausgleich statt und die eigene Lebensenergie gerät wieder in Balance. Wie der Stein wirkt und welche Wirkung er im speziellen Falle zeigt, ist von Stein zu Stein unterschiedlich und muss individuell an die Situation des Steinträgers angepasst werden. Hier können Sie ebenfalls die Chakren einbeziehen.

Beispiel:

Ein geschädigtes Solarplexus-Chakra entsteht häufig durch Traumatisierung in der Vergangenheit. Meistens äußert sich dieses in Beschwerden im Bauchbereich und Schwindel, es kann aber auch andere Auswirkungen haben. Häufig wird hier der Citrin als Heilstein genutzt.

Die Steine wirken allerdings auch auf verschiedensten Ebenen. Um die Steine korrekt einzusetzen, müssen Sie sich etwas konkreter mit dem betreffenden Thema auseinandersetzen. Zum Beispiel ist es wichtig, herauszufinden, ob das Problem ein geistiges oder körperliches ist. Jede Erkrankung hat in der Regel aber auch einen geistigen Hintergrund. Dasselbe Symptom kann daher auch auf unterschiedliche geistige Probleme hinweisen. Deswegen gibt es für jeden Menschen individuell auch passendere und weniger passendere Heilsteine.

Die besondere Macht der Kristalle

Kristalle spielen in unserem Leben auch außerhalb der Energieheilkunde eine bedeutende Rolle, der wir uns in der Regel gar nicht bewusst sind. Ohne Kristalle gäbe es nämlich viele, uns geläufige Errungenschaften überhaupt nicht – auch kein GPS, kein Computer, kein Handy, sogar kein Radio!

In der Energieheilkunde jedoch weiß man darum, dass Kristalle besonders heilsame Wirkungen auf unsere Aura haben. Synthetische Steine sind im Vergleich zu natürlichen nutzlos, denn sie verfügen nicht über die jahrhundertealte kosmische Energie, die letztere besitzen. Deshalb sollten Sie zum Heilen niemals synthetisch hergestellte Kristalle nutzen, selbst wenn sie von der Kristallstruktur her genau gleich sind.

Generell lässt sich sagen, dass das Potential der Kristalle nicht immer optisch erkennbar ist – schließlich bewegen sich ihre Schwingungen häufig „unterhalb" unseres Radius und das menschliche Auge könnte die Fähigkeiten der Kristalle gar nicht wahrnehmen. Allerdings gelingt es einem häufig, die spezielle energetische Ausstrahlung der Kristalle zu fühlen – etwa, wenn Sie ihn in die Hand nehmen und mit geschlossenen Augen nachspüren.

Der Schein der Kristalle kann nämlich auch trügen – häufig sind die unscheinbareren Edelsteine sogar jene mit der stärksten energetischen Kraft. Rarität und Schönheit des Steins mögen einen anziehen, aber der Heilwert befindet sich schließlich im Inneren des Steins – sowohl in seiner inneren Struktur als auch in seinem energetischen Wert. Daher sollte man sich bei der Auswahl des Steins auch immer eher auf sein Gefühl verlassen als auf andere Informationen über den Stein.

Mithilfe der Heilsteine lassen sich schließlich nicht nur Krankheiten heilen, sondern auch Meditationen vertiefen oder Gedanken stärken. Der Körper wird energetisch aufgeladen und die Energien im Körperhaushalt werden ausgeglichen. Einige Menschen behaupten sogar, dass es ihnen möglich ist, über die Arbeit mit Kristallen parapsychologische Fähigkeiten zu entwickeln. Dazu ist es allerdings wichtig, dass Sie bereit dafür sind, sich den auch scheinbar unsichtbaren Fähigkeiten der Kristalle zu öffnen.

Generell gilt außerdem, dass die Steine so natürlich wie möglich sein sollten – unbehandelte und ungeschliffene Steine sind solchen, die bearbeitet wurden, vorzuziehen.

Heilsteine bei Tieren

Heilsteine werden auch bei Tieren schon sehr lange eingesetzt. So ist Bernstein beispielsweise ein bekanntes Mittel, um Zecken von Hunden zu vertreiben. Aber auch auf energetischer Ebene können sie unseren vierbeinigen Freunden nutzen.

Heilsteine können den Energiehaushalt der Tiere zum Beispiel über Heilsteinwasser unterstützen. Dies wird genau wie für Menschen hergestellt und den Tieren statt des normalen Trinkwassers zu trinken gegeben. Dazu bieten sich klassische Heilsteine wie der Amethyst, Rosenquarz und Bergkristall an. Tiere, die besonders nervös sind oder wenig Energie haben, profitieren von dieser Art der Behandlung. Weitere Methoden sind Heilsteinmassagen oder aber auch das Anbringen eines Edelsteins an das Haustierhalsband.

Heilsteine bei Kindern

Im Gegensatz zu Erwachsenen, die oft voreingenommen sind, zeigen Kinder meistens ein natürliches Interesse an Edelsteinen. Formen und Farben sind für sie aufregend und faszinierend. Möglicherweise fühlen sich einige auch von den positiven Energien der Edelsteine angezogen und finden sie deshalb so interessant.

Für die Arbeit mit Heilsteinen und Kindern ist es am wichtigsten, der Intuition des Kindes zu vertrauen – keinesfalls sollten ihnen die Steine aufgedrängt werden. Kinder sind noch sehr intensiv mit ihrer körpereigenen Intuition verbunden, was sie offener für die Energien der Heilsteine macht. Gerade deshalb sollte aber auch darauf vertraut werden, dass es einen Grund hat, wenn ein Kind einen bestimmten Stein ablehnt. Wenn das Kind genug von den Schwingungen des Steins hat, wird es das Interesse an dem Stein verlieren – und auch wenn es den Stein verliert, sollten Sie nicht böse sein, denn es bedeutet nur, dass das Kind den Stein nicht mehr braucht. Wie bei Tieren hilft auch Kindern Rosenquarz und Bergkristall besonders gut, allerdings zeigen sich hier auch interessante Effekte beim Aquamarin und dem Lapislazuli. Bei Kindern wie auch bei Tieren ist Sicherheit das erste Gebot: Da Heilsteine manchmal auch sehr klein sind, besteht hier Verschluckungsgefahr – der Stein sollte also immer an etwas sicher befestigt sein (z. B. an einem Lederband), so dass es nicht zu Unfällen kommt.

Zusammenfassend

Jeder Mensch besitzt ein körpereigenes Energiesystem, das aus der Lebensenergie besteht. Krankheiten und Schmerzen können ein Symptom einer Blockade dieses energetischen Systems darstellen. Diese Blockaden können durch Heilsteine gelöst werden, indem sie uralte kosmische Energie zuführen und den Energiehaushalt wieder in Balance bringen.

Kristallsysteme und Strukturtypen – der Unterschied liegt im Aufbau

Aufbau von Mineralien

Mineralien unterscheiden sich auf den unterschiedlichsten Ebenen. Wie bereits erwähnt, spielen die Farbe, die Härte, aber auch die Form des Minerals eine Rolle in der Passung und Wirkung. Aber auch die Kristallstruktur an sich ist von Kristall zu Kristall unterschiedlich. Da die komplexe Struktur der Kristalle von der spezifischen Anordnung der Moleküle, Atome und Ionen abhängt, unterscheiden sich die Kristalle wirklich auf kleinster Ebene. Trotzdem kann man sie systematisieren und grundlegende Unterschiede in Eigenschaften der einzelnen Kristallstrukturen erkennen.

Schon früh wurde der Aufbau der besonderen Steinsysteme erforscht. Bereits Aristoteles befasste sich mit der Struktur von Kristallen. Jedoch konnte erst der Geologe Nicolaus Steno 1669 eine Regelmäßigkeit miteinander begrenzter Kristalle wissenschaftlich beschreiben. Ein weiterer Durchbruch gelang dem Mineralogen René-Just Haüy, der durch einen Zufall beobachtete, wie Bruchstücke des Minerals Calcit sich glichen, auch wenn sie immer kleiner wurden. 1801 publizierte er das sogenannte „Traité de minéralogie", in welchem er folgende wichtige Erkenntnis festhält:

> Im geringstmöglichen Teilstück eines Kristalls befindet sich das grundlegende Elementarteilchen eines Minerals. Dies ist auch die grundlegende Einheit eines Kristallgitters.

Schließlich konnte der Physiker Max von der Laue 1912 die Struktur des Kristalls sichtbar machen: Dazu benutzte er Röntgenstrahlen, mithilfe welcher das Kristallgitter sichtbar wurde. Dafür erhielt er 1914 auch den Nobelpreis für Physik.

Kristall-Geometrie

Jedes Mineral hat eine Kristallstruktur. Minerale verfügen über einen Aufbau, der bestimmten Gesetzmäßigkeiten folgt und immer gewisse Bestandteile beinhaltet. Somit hat jedes Mineral auch ein Kristallgitter. Die einzige Ausnahme bilden sogenannte amorphe Mineralien.

Das Kristallgitter bezeichnet die Anordnung der Atome in einem periodischen Muster. Jedes Gitter unterliegt bestimmten Symmetriebedingungen.

Sie können sich das Kristallgitter tatsächlich in etwa wie ein Koordinatenkreuz vorstellen. Darin werden Längen und Winkel der Kristallachsen festgelegt. Das Raumgitter der Mineralien besitzt außerdem die Symmetrieelemente, die die Kristalle in symmetrische, also spiegelgleiche, Hälften zerlegt. Um sich das Ganze etwas besser vorzustellen, kann folgendes Beispiel helfen:

Beispiel:

In einer Kiste werden zwei Obstsorten geschichtet, beispielsweise Äpfel und Orangen. Sie werden in jeder Kiste auf eine bestimmte Art geschichtet. Die Äpfel und Orangen sind die Basis, also die aufbauenden Einheiten des Kristalls. Die Art, wie sie geschichtet werden, entspricht der Symmetrie. Daraus ergibt sich das Gitter. Eine gefüllte Kiste entspricht in diesem Beispiel am Ende dem fertigen Kristall. Es gibt verschiedene Formen, wie hierbei Fehler oder Defekte entstehen können.

Ein Substitutionsfehler liegt dann vor, wenn statt einer Banane beispielsweise eine Orange dazwischengerät.

Kristalle können sich also allein hier schon auf zwei grundlegende Arten unterscheiden:
- zum einen durch die Basis (WAS wird geschichtet?) und
- zum anderen durch das Kristallgitter (WIE wird es geschichtet?).

Zum bildlichen Vergleich:

Genauso wie eine Kiste voller Brötchen und Baguettes anders aussieht als die Orangen und Äpfel, auch wenn beide gleich geschichtet sind, sehen auch Kristalle anders aus, wenn sie ein ähnliches Gitter, aber eine andere Basis haben. Andersherum sieht die Kiste auch anders aus, wenn die Äpfel und Orangen komplett anders geschichtet werden als in der ursprünglichen Kiste.

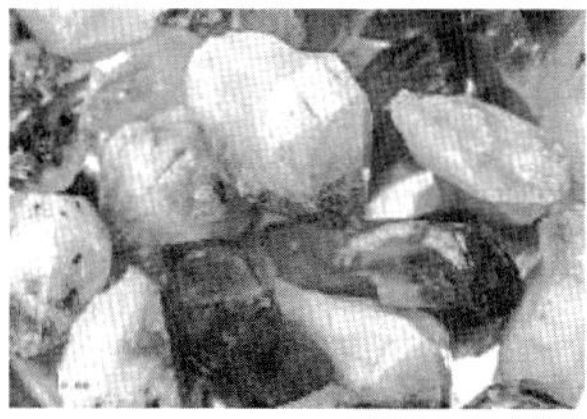

Das Aussehen des Kristalls ist schließlich der Symmetrie und der Ordnung des Kristallgitters geschuldet. Auch etwaige Defekte oder „Fehler“, die Unordnung und Symmetriebrechungen innerhalb des Kristalls, zeigen Auswirkungen in Aussehen und Eigenschaften des Kristalls.

Diese sogenannten Symmetrieachsen wirken wie Hilfslinien in dem Gitter. Über die Symmetrieachsen kann man feststellen, wie groß die Zahl der spiegelgleichen Drehungen ist, die der Kristall tätigen kann. Anders gesagt: Die Symmetrieachsen geben Aufschluss darüber, wie oft der Kristall bei einer 360°-Drehung der Ausgangsposition gleicht.

Daneben gibt es noch das Symmetriezentrum, das im Mittelpunkt der Kristalle liegt. Das Symmetriezentrum liegt zwischen zwei gegenüberliegenden Flächen, also um eine 180°-Drehung. Insgesamt gibt es 32 Symmetrieklassen. Diese 32 Symmetrieklassen wiederum lassen sich nach ihrer Gitterstruktur und den Einheiten der Gitterstruktur zu sieben Kristallklassen zusammenfassen. Diese sieben Kristallsysteme sind kubisch, hexagonal, monoklin, orthorhombisch, tetragonal, trigonal und triklin. Diese werden nachfolgend näher erläutert.

Wie genau der Kristall zusammengesetzt wird, hängt davon ab, unter welchen Bedingungen sich ein Mineral bildet. Mineralien können dieselbe chemische Formel haben, aber unterschiedliche Kristallformen bilden. Das kann unter dem Einfluss von Temperatur, freier Energie, Druck und Entropie entstehen.

Definition: Entropie

Entropie ist eine thermodynamische Größe, die die Unordnung eines Teilchensystems beschreibt.

Weitere Faktoren, die das Aussehen und die Eigenschaften eines Kristalls beschreiben, sind zum Beispiel Verunreinigungen und Konzentrationsgleichgewichte.

Das Kristallsystem

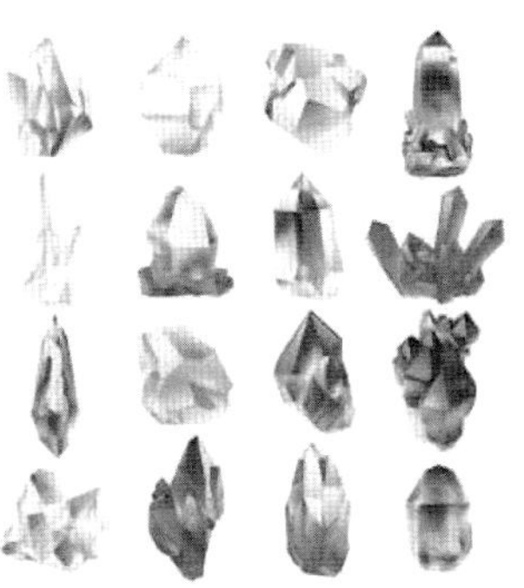

Wie das Kristallsystem geformt ist, bestimmt also über die Eigenschaften des Kristalls. Genau wie Kristalle bestehen auch Menschen aus unendlich vielen verschiedenen Einheiten, die bestimmen, wer wir sind und was unsere Bedürfnisse sind. Umwelteinflüsse, genetische Vorbestimmungen und unser eigener Wille formen uns wie die Jahre die Mineralien. Trotzdem lassen sich auch Menschen bestimmten Strukturtypen zuordnen. Diese beinhalten den grundlegenden Charakter, aber auch den Lebensstil, den sie pflegen.

Daher lassen sich die meisten Menschen auch einem bestimmten Strukturtypen eines Kristalls zuordnen. Das ist auch davon abhängig, in welcher Lebenslage man sich gerade befindet und welche Sorgen einen gerade beschäftigen. Man sagt allerdings, dass die grundlegende Prägung stabil ist; ob Sie Ihr Glück finden, ist jedoch nicht vom Strukturtyp abhängig, sondern davon, wie Sie damit umgehen. So helfen Steine des eigenen Strukturtyps, die Stärken zu entfalten, während Steine eines entgegengesetzten Kristallsystems Schwächen ausgleichen und den Horizont erweitern können. Daher möchten wir Ihnen nun einen kurzen Überblick über die verschiedenen Strukturtypen des Kristallsystems geben.

Kubisches Kristallsystem

Das kubische Kristallsystem zeichnet sich durch seine drei gleich langen, senkrecht zueinanderstehenden Achsen aus. Dem kubischen Kristallsystem ordnet man Typen zu, die ihr Leben durchplanen, sowohl im privaten als auch im beruflichen. Das Streben nach Kontrolle und Sicherheit hat für sie einen besonderen Wert. Beharrlichkeit und Inflexibilität sind ebenfalls Eigenschaften, die man dem kubischen Typen zurechnet. Unvorhergesehenes mag der kubische Typ nicht und er kommt bei Abweichungen von der Regel auch leicht aus dem Konzept.

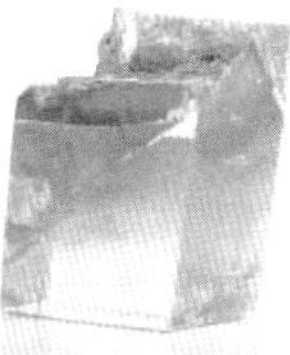

Merkmale

- Achsenform: drei gleich lange Achsen, die jeweils senkrecht zueinanderstehen
- Kristallform: u. a. Würfel, Oktaeder (acht Flächen), Rhombendodekaeder (zwölf Flächen, vier Ecken), Pentagondodekaeder (zwölf Flächen, fünf Ecken)

Beispiel:

Diamant, Halit, Magnetit.

Tetragonales Kristallsystem

Das tetragonale Kristallsystem zeichnet sich dadurch aus, dass die Hauptachse kürzer oder länger als die anderen beiden Achsen sind. Tetragonale Typen sind wissbegierig und verfügen über eine hohe Unterscheidungsfähigkeit. Sie können gut organisieren, handeln allerdings aus dem Bauch heraus. Sie identifizieren sich mit ihren Rollen, können rational argumentieren, bauen aber auch Fassaden auf und denken vor allem formalistisch.

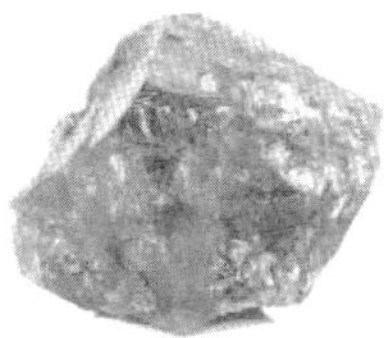

Merkmale

- Achsenform: eine Achse ist kürzer oder länger als die anderen beiden, die gleich lang sind; Achsen stehen senkrecht zueinander
- Kristallform: u. a. Pyramiden, Doppelpyramiden, Trapez

Beispiel:

Rutil, Uranocircit, Zirkon.

Hexagonales Kristallsystem

Im hexagonalen Kristallsystem steht die vierte Achse anders als die anderen drei. Diese sind gleich lang und befinden sich auf einer Ebene. Hexagonale Typen sind sehr effizient. Sie beschränken sich gerne auf das Wesentliche und haben meist große Ziele. Sie verfolgen ihre Ideale und sind sehr streb-, aber auch sorgsam. Sie können rücksichtslos und uneinsichtig sein, außerdem fixieren sie sich manchmal zu sehr auf Dinge.

Merkmale

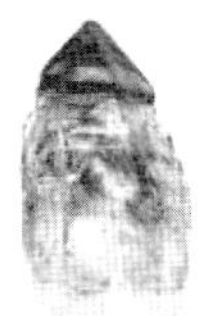

- Achsenform: sechsseitig, drei von vier Achsen befinden sich in einer Ebene und haben dieselbe Länge; sie werden im Winkel von 120° oder 60° geschnitten, Achse Nummer vier steht senkrecht dazu
- Kristallform: u. a. Pyramiden, Doppelpyramiden, Prismen

Beispiel:

Aquamarin, Quarz, Smaragd.

Trigonales Kristallsystem

Das trigonale Kristallsystem ähnelt dem hexagonalen vom Aufbau her, jedoch bilden sich dreieckige Symmetrien und durch abgeschrägte Ecken sechseckige Formen. Personen, die dem trigonalen Typ entsprechen, handeln vernünftig und sind Realisten. Sie können gut praktisch denken, sind allerdings eher bequem. Sie wissen sehr viel, können aber nicht alles umsetzen. Soziale Kontakte knüpfen sie schnell. Weil sie Vertrautes lieben, verdrängen sie lieber das Unliebsame und projizieren dies auf andere. Sie sind eher Mitläufer.

Merkmale

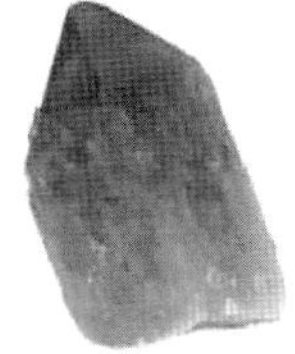

- Achsenform: Die Achsenkonstellation entspricht der des hexagonalen Kristalls, allerdings sind die Symmetrien dreieckig und bilden sechseckige Formen.
- Kristallform: u. a. Dreiseitige Pyramiden, Rhomboeder

Beispiel:

Calcit, Rubin, Saphir, Tigerauge.

Rhombisches/Orthorhombisches Kristallsystem

Das rhombische Kristallsystem besitzt drei Achsen, die jeweils unterschiedlich lang sind und senkrecht zueinander rautenförmig stehen. Rhombische Typen sind sozial und können sich gut anpassen. Sie sind gewissenhaft und haben einen Sinn für alles, was ästhetisch ist. Auch Bescheidenheit zählt zu ihren Eigenschaften, was allerdings auch Nachgiebigkeit mit sich bringt. Die innere Stimme kann oft nicht durchgesetzt werden, weil rhombische Typen es jedem recht machen wollen.

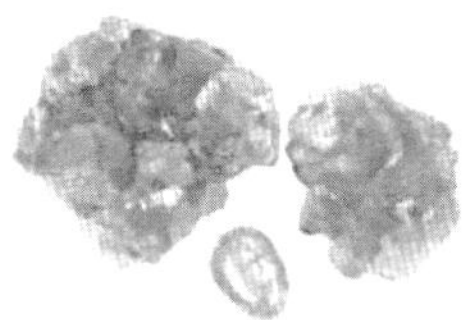

Merkmale

- Achsenform: drei Achsen unterschiedlicher Länge, die senkrecht zueinanderstehen; dadurch entsteht eine Rautenform
- Kristallform: u. a. rhombische Prismen, rhombische Pyramiden, Basispikanoide

Beispiel:

Aragonit, Markasit, Purpurit.

Triklines Kristallsystem

Das trikline System besitzt ebenfalls drei unterschiedlich lange Achsen, die allerdings gegeneinander geneigt sind. Menschen, die zu diesem System passen, unterliegen öfter Stimmungsschwankungen und haben sehr große Entwicklungs- und Reifeprozesse. Sie empfinden üblicherweise sehr tief und pflegen einen differenzierten sozialen Umgang. Allerdings handeln sie oft auch irrational, lassen sich leicht beeinflussen und fallen oft in eine Art Opferhaltung.

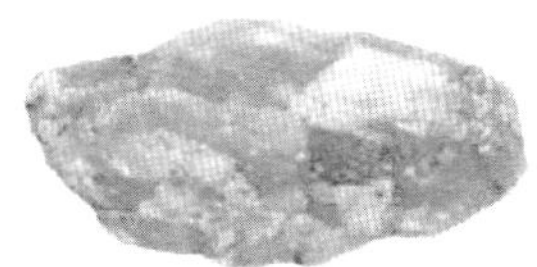

Merkmale

- Achsenform: Die drei Achsen sind verschieden lang und gegeneinander geneigt.
- Kristallform: u. a. Flächenpaare

Beispiel:

Kyanit, Rhodonit, Türkis.

Monoklines Kristallsystem

Das monokline Kristallsystem verfügt über drei Achsen, die alle unterschiedlich lang sind. Zwei sind senkrecht zueinander, die dritte ist geneigt. Monokline Typen zeigen sich oft risikobereit und haben wechselnde Lebensphasen. Ihre Interessen verfolgen sie leidenschaftlich, Entscheidungen zu treffen fällt ihnen aber schwer. Sie neigen dazu, sich in Sachen hineinzusteigern, und sind eher eigensinnig.

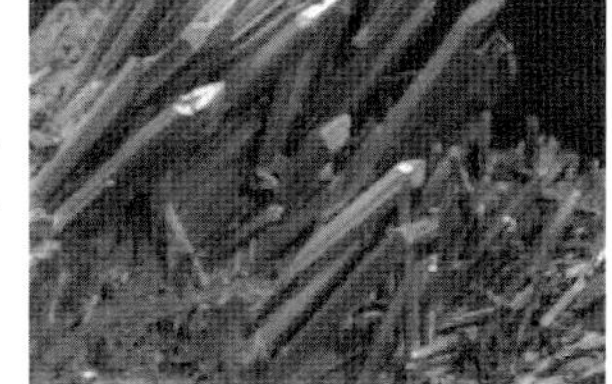

Merkmale

- Achsenform: Die drei Achsen haben unterschiedliche Längen. Zwei Achsen stehen senkrecht, die dritte ist ihnen schief geneigt.
- Kristallform: u. a. Prismen, Doppelpyramiden

Beispiel:

Azurit, Malachit, Schwefel.

Neben den sieben Kristallsystemen gibt es noch sogenannte amorphe Kristallsysteme, die aufgrund verschiedenster Umstände nicht regelmäßig strukturiert sind. Amorphe Kristalltypen sind impulsiv und leben in der Gegenwart, ohne Sorge um Zukunft und Vergangenheit. Sie sind ungezwungen, aber auch unberechenbar. Weil sie sich nicht gerne abhängig machen, sind sie oft auch unzuverlässig und brauchen sehr viel Freiraum.

Der menschliche Körper als energetisches System

Steine können uns helfen, unsere Lebensenergie zu stärken und in Balance zu bringen. Um zu verstehen, wie das funktioniert, müssen Sie den Menschen als energetisches System begreifen.

Unsere Lebensenergie ist im Glauben vieler Kulturen die treibende Kraft alles Seins – und somit auch des Universums. Sie fließt durch unseren Körper, durch alles Lebendige, durch Pflanzen, durch die Erde, durch die Luft, die wir atmen. Leben bedeutet Energie; alles, was wir im Leben tun, stellt eine Form der Umwandlung dieser Energie dar. Denn Energie kann niemals verschwinden, sie kann nur ihre Form verändern.

In der Schulmedizin nimmt das energetische System des Körpers mittlerweile eine eher untergeordnete Rolle ein. Das war nicht immer so. Erst mit Anbruch des 20. Jahrhunderts begannen viele Ärzte und Mediziner, sich auf die rein wissenschaftliche Methode zu beschränken, um die Wirksamkeit ihrer Behandlungen zu überprüfen. So wirkungsvoll und lebensrettend dieser Ansatz ist, so vermag er jedoch nicht, jede Beschwerde da anzugehen, wo sie ihren Ursprung hat. Daher nehmen auch heute noch zahlreiche Menschen Energieheilung in Anspruch, um ihre Leiden zu heilen: Dazu gehören unter anderem Akupunktur und Akupressur, aber auch Osteopathie und Reiki. Selbst Massage kann als Form von Energieheilung betrachtet werden, da über die Hände des Masseurs Energie in den Körper der behandelten Person fließt. Auch Yoga, die körperliche Fitness nach indischem Ayurveda, hat eine Renaissance erlebt – und das nicht ohne Grund. Denn die Schulmedizin kann mit ihrer rein auf das Beobachtbare beschränkten Sicht meistens nur die Symptome einer Krankheit lindern. Häufig sind unsere Krankheiten aber nicht der ausschlaggebende Grund für unsere Beschwerden, sondern lediglich eine Form des Körpers, diese für uns sichtbar zu machen. So kommt es häufig zur Symptomverschiebung, bei der Schmerzen an einer anderen Stelle im Körper wieder auftauchen. Stress löst erwiesenermaßen Immunschwächen aus, die dazu führen, dass wir besonders anfällig für Krankheiten werden können. Nun kann eine klassische Behandlung vom Arzt diese Krankheit zwar erfolgreich bekämpfen, jedoch nicht die Immunschwäche an sich – denn die wurde ausgelöst durch einen anderen, möglicherweise sogar psychischen Grund. In der Energieheilkunde wird der Mensch daher ganzheitlich betrachtet und behandelt – und auch seine energetische Konzeption wird einbezogen.

Wenn die Energie nicht fliessen kann – Krankheiten als Widerstände im Energiefluss

Zur Erinnerung: Wie wir bereits erörtert haben, kann Krankheit im Energiesystem des Menschen als eine Art Widerstand oder Blockade im Energiefluss betrachtet werden. Es ist wichtig, ein Verständnis von dieser Art Blockade zu haben, um die Heilwirkung der Steine zu verstehen. Schauen wir uns dazu als Erstes noch einmal die Energiezentren und -bahnen des menschlichen Körpers an.

Die Chakren sind im Körper entlang der Wirbelsäule von unten nach oben angeordnet. In jedem Chakra kann eine Störung oder Blockade vorliegen, die entsprechend gelöst werden muss.

Energieblockaden entstehen durch unterschiedliche negative Einflüsse von innen und außen. Negative Einflüsse von außen können zum Beispiel Stress, eine schlechte Bindung und eine ungesunde Umgebung sein. Von innen heraus können negative Gedanken und Glaubenssätze Energieblockaden zur Folge haben. Manche Energieblockaden werden ausgelöst durch Dinge, die aus unserer Kindheit kommen oder uns zugestoßen sind. So kann die fehlende Liebe der Eltern, aber auch die Unterdrückung wesentlicher Bedürfnisse eine Blockade in unseren Chakren hervorrufen. Auch der Erhalt unseres Körpers spielt eine Rolle: Eine Fehlernährung des Körpers kann ebenfalls Energieblockaden zur Folge haben, denn über Nahrung nehmen wir einen großen Teil unserer Energie in uns auf. Energieblockaden führen wiederum zu Energiemangel, Trägheit und Unwohlbefinden. Dadurch kann das Immunsystem geschwächt werden und Krankheiten können entstehen.

In der Traditionellen Chinesischen Medizin werden Blockaden durch Akupunktur oder Reiki („Handauflegen“) behandelt. Hierbei werden entweder die entsprechenden Energiezentren, an denen Blockaden vorliegen, stimuliert oder es wird „frische“ Energie des Handauflegers in den Körper einer Person geleitet, während negative Energien aus dem Körper ausgeleitet werden. In der indischen Heilkunde werden die Chakren durch angepasste Ernährung (klassisches Ayurveda), Yoga und Meditation gelöst. Die Akzeptanz existierender Blockaden stellt dabei die Grundlage zur Lösung der entsprechenden Energieblockade.

In beiden Fällen werden auch Heilsteine benutzt, um die Gewinnung positiver Energien zu fördern. Wie jetzt bereits deutlich geworden ist, muss nicht immer ein Energie*mangel* vorliegen, der entscheidende Punkt ist, dass die Energie nicht vernünftig *fließen* kann. So werden auch Heilsteine zu unterschiedlichen Zwecken genutzt: Sie können helfen, die vorhandene Energie zu reinigen und den Energiefluss zu stimulieren, aber auch, überschüssige oder an fehlerhaften Orten vorhandene Energie zu beseitigen oder zu reorganisieren.

So beeinflussen Heilsteine unsere Energie

Bereits Hildegard von Bingen sagte, dass Edelsteine von Gott gegebene Schätze der Natur sein. Sie sah in ihnen die Träger „himmlischer Schöpfungsenergien“ und nahm an, dass die Steine die Fähigkeit hätten, heilende Schwingungen an uns abzugeben. Tatsächlich wird heute noch angenommen, dass die Heilsteine ihre Wirkung genau auf diese Art und Weise entfalten.

Jeder Stein hat einen bestimmten „energetischen Fingerabdruck“, durch den er sich von anderen Steinen unterscheidet. Das bedeutet, er hat eine Frequenz, auf der er schwingt. Hierbei handelt es sich um elektromagnetische Frequenzen und Klangschwingungen.

Definition: Schwingung

Eine Schwingung ist eine nicht sichtbare Energiewelle. Dazu gehören u. a. Funkwellen, elektromagnetische Klangwellen und UV-Strahlen. Auch wenn die Schwingungen nicht sichtbar sind, sind sie häufig sehr wohl messbar und in ihren Auswirkungen erkenntlich.

Diese Klangschwingungen werden beispielsweise bei der Herstellung von Quarzuhren genutzt. Eine Quarzuhr macht sich die Frequenz des Quarz (215 Hz) zu Nutze, indem diese als Taktgeber fungiert.

Schwingungen beeinflussen unser gesamtes Leben. Klang ist beispielsweise für uns nur hörbar, da die Schwingungen in unserem Ohr in Signale in unserem Gehirn umgewandelt werden. Aber auch in unserer modernen Welt sind Schwingungen nicht wegzudenken: Radio und Fernsehen, Internet und Telefonie wären allesamt ohne die Schwingungen gar nicht möglich.

Jedes Lebewesen hat eine bestimmte Schwingung, denn wir alle bestehen nur aus Atomen, die permanent in Bewegung sind. Daher kann die Schwingung eines anderen Lebewesens oder eines Gegenstandes auch unseren Körper restrukturieren. Nicht umsonst sagt man, wenn man sich mit einer Person gut versteht, man schwinge auf derselben Wellenlänge. Tatsächlich ist es sogar nachweisbar, wie Schwingung die Form von Wasser restrukturieren kann. Nicht nur die Schwingung eines Steins kann aber die Form des Wassers ändern: Edelsteine sind in der Regel auch angereichert mit allerhand Mineralstoffen, die in sogenanntes Heilsteinwasser abgegeben werden können.

Es ist somit festzuhalten, dass Heilsteine über ihre Schwingung Energie an uns abgeben können, die sich entsprechend positiv auf uns auswirken kann.

Allerdings geben die Steine nicht nur Energie ab: Sie nehmen sie auch auf. Wie bereits festgestellt wurde, kann Energie nicht verschwinden, sondern lediglich umgewandelt werden. Genauso verhält es sich mit der Energie des Steins, aber auch mit unserer Energie. Während wir neue Energie durch die

Steine zugeführt bekommen, wandelt unser Körper unsere alte Energie eigentlich mittels der neuen Energie um. Für jeden Teil an Energie, den der Stein abgibt, nimmt er wiederum auch neue auf – und zwar von uns.

Der Energieaustausch findet nicht nur so statt, dass wir alte Energie abgeben und dafür neue bekommen – im Prozess wird die Energie auch verändert und umgewandelt. Trotzdem ist es so, dass wir tendenziell positive Energie vom Stein aufnehmen und er umgekehrt die abschüssige, negative Energie von uns. Deshalb ist das Reinigen von Heilsteinen auch ein wichtiger Teil des Heilprozesses. Auch ein Austausch von Steinen zwischen Personen sollte nicht einfach stattfinden, zumindest sollte der entsprechende Stein dazwischen vernünftig gereinigt werden.

Die Schwingung der Heilsteine wirkt harmonisierend auf uns. Sowohl die Psyche als auch der Körper können davon profitieren und ausgeglichener werden. Entspannung, Stressfreiheit und eine emotionale Ausgeglichenheit sind häufig die Folge einer Heilsteinbehandlung.

Die Wirkung des Heilsteins kommt daher, dass seine Schwingung die Chakren und Energiekörper anregt, zu ihrer ursprünglichen Schwingung zurückzukehren. Sind die Chakren nämlich blockiert, sind auch die Schwingungen gestört. Anders gesagt helfen Heilsteine also dabei, die Schwingung der Chakren wieder einzupendeln, was zur Folge hat, dass auch Krankheiten und Schmerzen, die dadurch ausgelöst wurden, gelindert werden können.

Heilsteine können ihre Schwingung zu verschiedenen Zwecken und auch ihre Energie auf verschiedene Weisen an uns abgeben. Sie finden zu den einzelnen Nutzmöglichkeiten später einen detaillierten Guide. An dieser Stelle möchten wir aber schon einmal kurz die unterschiedlichen Wirkweisen der verschiedenen Methoden erläutern.

Heilsteine tragen

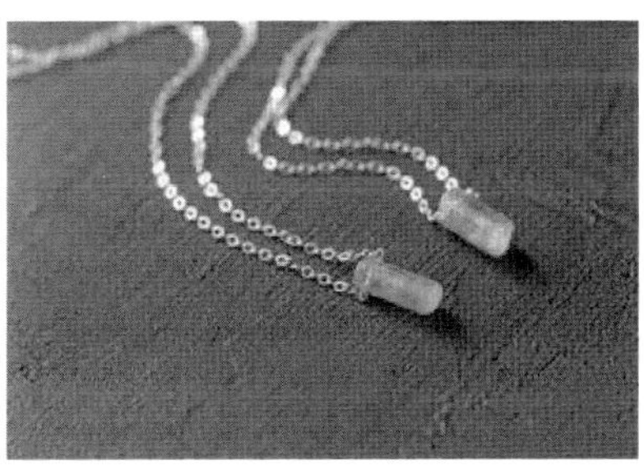

Heilsteine können nah am Körper getragen werden, um einen Energieaustausch zu bewirken. Die Wirkung des Heilsteins kann sich dabei unterschiedlich entfalten. Wie und wann sich welcher Prozess einstellt, ist vom Träger und der Situation des Trägers abhängig. Wenn Sie sehr akute Beschwerden haben, spüren Sie die Wirkung meistens schneller und deutlicher. Allerdings kann der schnelle Effekt auch schnell abklingen, wenn sich die eigene Situation verändert: Bereits nach zwanzig Minuten können Sie mitunter nicht mehr so deutliche Effekte spüren. Das liegt auch daran, dass der Körper sich sehr schnell an die neue Energie gewöhnt, die vom Heilstein ausgeht. Sogar die Tageszeit kann darauf Einfluss nehmen. Auch deswegen sollten Sie nicht ständig einen Heilstein bei sich tragen, sondern diesen lieber effektiv und gezielt zum Einsatz nehmen. So kann sich sowohl Träger als auch Heilstein zwischenzeitlich „erholen". Heilsteine können auf vielfältige Weise getragen werden: Nicht immer werden sie nahe am Körper genutzt. Wenn sie allerdings am Körper getragen werden, dann so nahe wie möglich, damit der Energieaustausch besser funktioniert. Auch die Größe des Steins kann entscheidend dafür sein, wie gut der Energieaustausch funktioniert: Ein größerer Stein bedeutet nicht immer mehr Energie. Die intuitive Wahl des Steins hilft Ihnen dabei, die richtige Größe zu finden. Der Stein sollte zudem an der Körperstelle getragen werden, die entsprechend der Wirkung des Steins am besten passt.

Beispiel:

Rubine beeinflussen das Energiefeld am Hals, indem sie den Ausdruck von unbewussten Themen fördern. In der Hosentasche unterstützen sie die existentielle Kraft.

Heilsteine für die Raumenergie

Heilsteine können auch aufgestellt werden, um die Raumenergie positiv zu fördern. Hierbei spielt die Größe des Steins sehr wohl eine Rolle, da größere Steine für größere Räume gewählt werden sollten. Sehr kleine Steine können oftmals nicht die gesamte Raumenergie erreichen oder verlieren sehr schnell an Energie.

Die Steine werden hierzu in einem Raum aufgestellt, der gereinigt werden soll. Auch die Naturbelassenheit der Steine sollte beachtet werden, da der Einfluss natürlicher Steine weiter reicht als der von bearbeiteten. Außerdem sollten sie gründlich und regelmäßig gereinigt werden oder sogar ausgewechselt werden, um sie zu schonen.

Beispiel:

Rosenquarz wird zur Reinigung des Elektrosmogs des Computers verwendet. Da der Rosenquarz sehr fein schwingt, brauchen Sie hier allerdings einen recht großen Stein, um die gewünschte Wirkung zu erzielen.

Das Auflegen von Heilsteinen

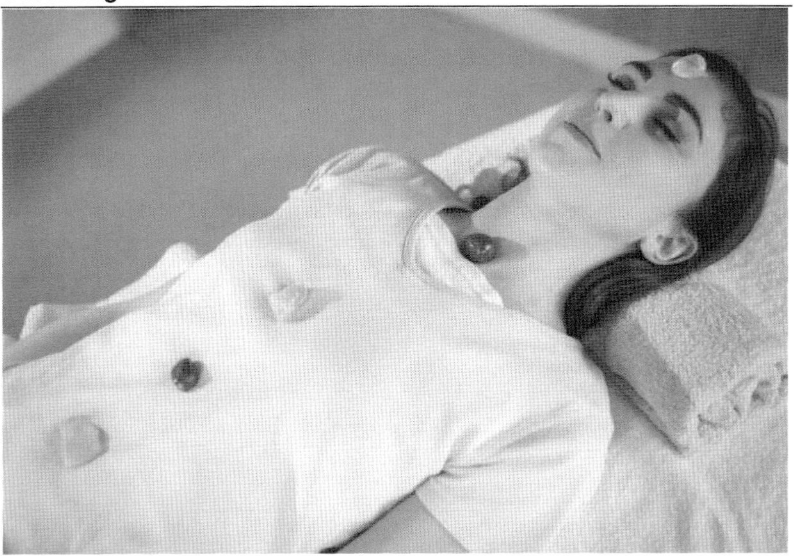

Heilsteine können auch wirken, indem sie auf spezielle Körperstellen aufgelegt werden. Die ausgewählte Stelle ist entweder die leidende Körperstelle oder aber eine Reflexzone (also beispielsweise ein Akupunkturpunkt oder der Sitz eines Chakras). Der Stein wirkt ganz gezielt auf diese Stelle und kann so energetische Blockaden lösen. Meistens wird der Stein ca. 30 Minuten auf der entsprechenden Stelle liegen gelassen. Längeres Auflegen des Steins kann zu einer Überstimulation führen.

Wenn die Heilsteine direkt auf den Chakren platziert werden, kann sowohl Schwingung als auch Energie der Steinfarben die entsprechenden Körperstellen positiv beeinflussen. Hier können auch ätherische Öle zur Unterstützung helfen. Genau wie jeder Stein verfügt auch jedes Chakra über eine bestimmte Schwingung, also Frequenzbandbreite. Die Steine, die zur Öffnung des jeweiligen Chakras genutzt werden, sind in ihren Frequenzen entsprechend an die Chakren angepasst. Das heißt nicht, dass Stein und Chakra auf derselben Bandbreite schwingen müssen: Genau genommen sind die hohen Frequenzen, von denen man annimmt, auf denen die Chakren schwingen, mit unseren Instrumenten gar nicht messbar. Da aber auch tiefere Schwingungen mit hohen Schwingungen in Resonanz gehen können, gibt es trotzdem Steine, die zum jeweiligen Chakra besser passen.

Kombinationen und spezielle Methoden

Edelsteine werden manchmal auch aufbereitet. Das bereits erwähnte Heilsteinwasser soll an dieser Stelle genannt werden. Dafür wird ein Stein mindestens vier bis fünf Stunden in eine Schüssel oder ein Glas mit Wasser gelegt. Der Stein wird nach dieser Zeit entfernt und das Wasser wird getrunken. Es sollte nicht auf einen Schlag getrunken werden, sondern darf über den Tag verteilt zu sich genommen werden.

Heilstein-Anwendungen lassen sich auch mit anderen therapeutischen Verfahren verknüpfen. So werden zum Beispiel besonders Bachblüten-Therapie und Reiki mit dem Gebrauch von Heilsteinen verknüpft. So wird der Energiefluss gleichzeitig von mehreren Seiten aus gestärkt.

Definition: Bachblütentherapie

Die Bachblütentherapie ist ein alternativmedizinisches Verfahren, in dem Blütenessenzen genutzt werden, um sogenannte „seelische Gleichgewichtsstörungen" zu beheben.

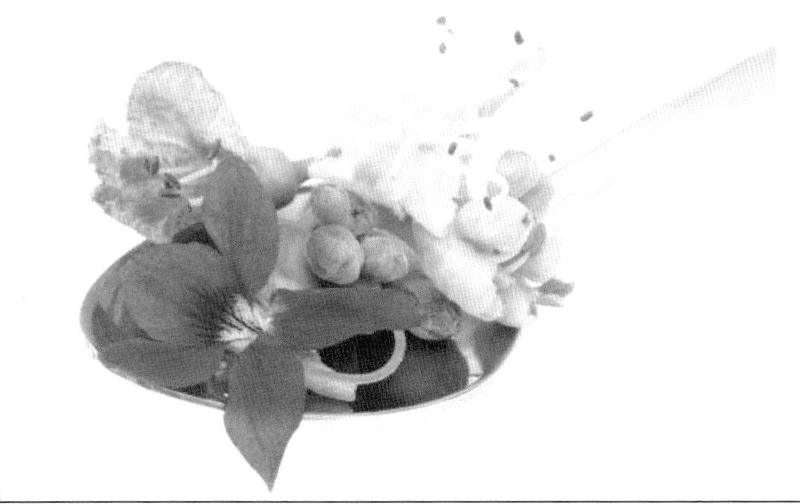

Heilsteine richtig auswählen - Das sollten Sie wissen

Es gibt mehrere Methoden, den richtigen Heilstein für sich selbst zu finden. Dabei spielen sowohl die spezifischen Eigenschaften des Steines, aber auch der gewünschte Nutzen eine Rolle. Einerseits können Sie analytisch vorgehen, das heißt den Heilstein nach Form, Material und Farbe für Ihren Nutzen auswählen; andererseits können Sie auch intuitiv vorgehen, also sich vor allem von Ihren Gefühlen, Ihrer Intuition und Ihren Energien leiten lassen.

Die analytische Bestimmung von Heilsteinen

Wie Sie jetzt bereits gesehen haben, können sich Heilsteine in den verschiedensten Merkmalen unterscheiden. Entsprechend Ihrer Farben, Ihrer Kristallstruktur und Ihres Materials können sie zu unterschiedlichen Menschentypen, Situationen und Zwecken passen. Bei der analytischen Heilstein-Bestimmung orientieren Sie sich daher an genau diesen Parametern, um für sich den richtigen Heilstein zu finden.

Heilwirkung der Farben

Farben schwingen, weshalb die jeweiligen Farben eines Edelsteins eine Aussage über dessen Frequenz treffen können. Auch den einzelnen Chakren können bestimmte Farben zugeordnet werden. Da die Chakren wiederum einzelnen Organen oder seelischen Themen zugeordnet sind, gibt es eine Vielfalt an Möglichkeiten, allein über die Farbe und das Muster eines Steins ein geeignetes Einsatzgebiet für einen Stein zu finden.

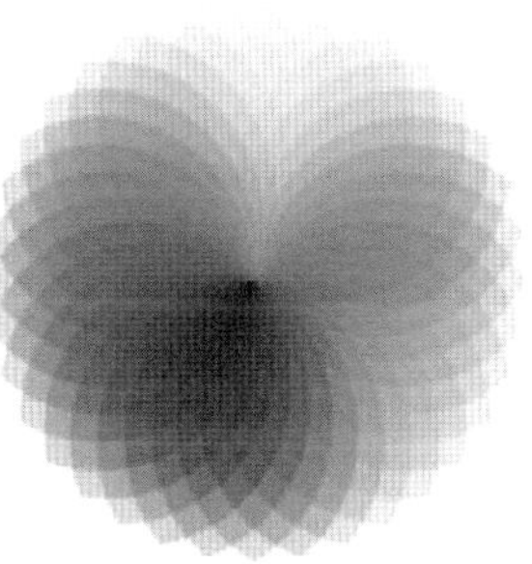

Bei der Auswahl der Steine können Sie auf die Farbe des Steins achten; Besonders, wenn Sie sich intuitiv zu einer Farbe hingezogen fühlen, kann dies bereits ein guter Hinweis auf ein bestimmtes Einsatzgebiet sein.

Beispiel:

Personen, die sich nach Leidenschaft sehnen, greifen häufiger zu einem roten Stein (Wurzelchakra); Personen, die Ruhe und Klarheit brauchen, greifen häufiger zu einem blauen Stein (Halschakra).

Die Farbe der ausgewählten Steine entspricht also meistens dem, was dem Körper „fehlt".

Überblick – Heilwirkungen der Farben		
	Physisch	**Psychisch**
Gelb/ Gold	Verdauungsorgane, Magen, Bauchspeicheldrüse	Wirkt lebensbejahend auf depressive Menschen
Orange	Verdauung, Dünndarm	Regt Kontaktfreudigkeit an und schenkt Optimismus
Rot	Kreislauf	Leidenschaft, Erotik
Braun	Sinne und Gewebewachstum	Kraft und Stabilität
Grün	Entgiftung, Leber, Galle	Harmonisierend, energiespendend
Blau	Niere und Blase	Beruhigt, hilft bei Ängsten, stärkt Kreativität
Violett	Gehirn, Nerven, Haut, Lunge, Dickdarm	Inspiration, Mystik, Trauer und Opferbereitschaft
Rosa	Herz	Stimmt friedlich, macht empfänglich für Gefühle und Stimmungen
Silber / Weiß	Geistige Ebene	Gibt Klarheit und Entscheidungskraft, stabilisiert
Bunt / schillernd	Geistige Ebene	Lebensfreude, Kreativität, schenkt Ablenkung
Schwarz	Zentrales Nervensystem	Konzentriert, absorbiert und sorgt für Vernunft

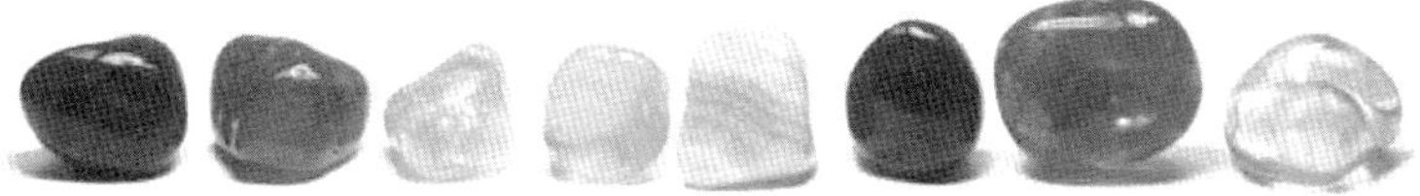

Heilwirkung durch Entstehungsweise

Ein Edelstein braucht viele Jahre, um zu entstehen. Es gibt viele unterschiedliche Voraussetzungen dafür, dass er überhaupt entstehen kann. Jeder Prozess während der Entstehung hat sein eigenes Wirkpotenzial. Zwar sind viele verschiedene chemische und auch physikalische Prozesse für die Entstehung eines Steins verantwortlich, doch werden in der Heilsteinlehre drei grundlegende Entstehungsarten unterschieden:

Primäres Bildungsprinzip

Wie bereits erwähnt, entstehen viele Edelsteine durch und im Magma. Diese Edelsteine haben einen besonders großen Einfluss auf Lernprozesse. Dazu gehört allgemeine Reife, aber auch die Entwicklung von Charaktereigenschaften und die Erweckung von bislang nicht genutztem Potential. Daher passen diese Steine besonders gut zu Neuanfängen oder großen Veränderungen im Leben. Sie motivieren und aktivieren. Bei Startschwierigkeiten können sie ebenfalls eine gute Stütze und Hilfe sein.

Sekundäres Bildungsprinzip

Es gibt auch Mineralien, die durch Verwitterung entstehen. Auch Ablagerungen gehören dazu. Sie stehen für Ausdauer und Durchhaltevermögen. Ihre Wirkung entfaltet sich am besten im Hinblick auf eingefahrene Muster oder nicht komplett ausgebildete seelische sowie physische Prozesse. Edelsteine, die im sekundären Bildungsprinzip gebildet wurden, können dabei helfen, den Blick für die großen Zusammenhänge des Lebens zu öffnen. Außerdem fördern sie ein anhaltendes Streben nach Weiterentwicklung.

Tertiäres Bildungsprinzip

Dieses Bildungsprinzip umfasst Edelsteine, die aus Gesteinsumwandlungen entstanden sind. Sie wirken sich besonders positiv auf die Wandlungen und Veränderungen im Leben aus. Solche Mineralien helfen, neue Risiken einzugehen, die Persönlichkeit zu verändern, aber auch, bereits existierende Prozesse aufzulösen. Dadurch öffnen sie neue Wege. Diese Edelsteine geben Mut, Vergangenes endgültig hinter sich zu lassen.

Heilwirkung der Mineralklasse

Neben der Farbe und den Entstehungsprinzipien lassen sich Edelsteine auch in Mineralklassen einteilen. Die Mineralklassen können eine bedeutende Aussage über die Inhaltsstoffe der Steine und ihre Zusammensetzung treffen. Dabei werden wiederum verschiedene Wirkungsweisen unterschieden.

Elemente	u. a. Diamanten, Gold	Inneres Gleichgewicht, Stärkung der Persönlichkeit, Klarheit
Sulfide	u. a. Pyrit	Verborgenes aus dem Unterbewusstsein
Halogenide	u. a. Korund, Magnetit	Mehr Bestand im Leben, Aktivität, Lebendigkeit
Oxide	u. a. Fluorit	Freiheit, Ungebundenheit, Entscheidungsfreiheit
Carbonate	u. a. Azurit, Dolomit	Einklang, Belebung unterdrückter Gefühle, Auflösung falscher Kompromisse
Sulfate	u. a. Alunit	Schutz vor Stress und Überlastung
Phosphate	u. a. Türkis	Beschleunigt Wachstum, fördert versteckte Reserven
Silikate	u. a. Lapislazuli	Unterschiedlich, da die Kristallgitter sich stark unterscheiden

Heilwirkung der Kristallstruktur

Auch die Kristallstruktur selbst kann eine spezielle Heilwirkung haben. Die acht verschiedenen Formen, die ein Kristall einnehmen kann, haben Sie bereits im ersten Kapitel kennengelernt. An dieser Stelle möchten wir Ihnen daher noch einmal einen kurzen Überblick über die verschiedenen Kristallstrukturen geben.

Das Kristallsystem beschreibt die innere Kristallstruktur des Minerals. Aus dieser Kristallstruktur ergibt sich eine entsprechende Grundform des Kristalls. Dem Kristallsystem wird außerdem ein grundsätzlich vorherrschender Lebensstil zugeordnet.

Kristallsystem	**Grundform**	**Lebensstil**
kubisch	Viereck	geordnet
hexagonal	Sechseck	Ehrgeiz
trigonal	Dreieck	Gelassenheit
tetragonal	Rechteck	Neugier
rhombisch	Raute	Zugehörigkeit
monoklin	Parallelogramm	Intuitiv
triklin	Trapez	Impulsivität
amorph	/	Unabhängigkeit

Auch wenn diese verschiedenen Wirkformen einen guten Überblick über den Nutzen der unterschiedlichen Steine geben, soll gesagt sein, dass die Erfahrung der beste Anker ist, um sich für einen Edelstein zu entscheiden. Da die Heilsteinkunde schon so alt ist, gibt es auch für jeden Stein individuelle und weitreichende Erfahrungsberichte. Manchmal muss man mit den Steinen zudem eine eigene Erfahrung machen, um beurteilen zu können, ob diese für einen und das spezifische Leiden geeignet sind.

Den passenden Stein finden – eine Anleitung

Nun können Sie analytisch den für sich passenden Stein finden. Alle oben besprochenen Charakteristika der Steine können dabei eine Rolle spielen.

Gehen Sie diese einzelnen Parameter der Steine oder deren Steckbriefe durch und notieren Sie sich die Steine, die nach Ihrer Auffassung zu Ihnen passen.

Tipp:

Wenn Sie bei einem Stein denken, dass er von der Beschreibung überhaupt gar nicht zu Ihnen passt, können Sie diesen Stein auch aufschreiben. Eine heftige, abweisende Reaktion auf eine Beschreibung kann vielleicht bedeuten, dass Sie die angesprochenen Themen bewegen.

Wenn Sie mehr als zwei Steine gefunden haben, die passen könnten oder interessant für Sie sind, versuchen Sie, nach und nach auszusortieren. Gehen Sie dafür noch einmal die Eigenschaften der Steine durch. Lassen Sie sich ganz auf diesen Prozess ein und verringern Sie die Anzahl der gefundenen Steine, indem Sie aufgrund von bestimmten Worten jene aussortieren, die Sie als unpassend empfinden. Im besten Fall sind am Ende nicht mehr als zwei Steine übrig. Behalten Sie den Stein, der Ihnen gar nicht passt, dabei am besten im Auge oder sogar unter Ihren zwei ausgewählten Steinen. Es ist gut möglich, dass er dazu beiträgt, für Sie unsichtbare Blockaden zu finden.

Die intuitive Bestimmung von Heilsteinen

Wie Sie sehen, gibt es allerhand Richtlinien, an denen Sie sich bei der Auswahl des „richtigen" Heilsteins orientieren können. Dennoch sind diese eben auch nur genau das: Richtlinien, die zutreffen können oder eben auch danebenliegen.

Daher empfiehlt es sich, neben der analytischen – oder sogar statt dieser – auch eine intuitive Bestimmung des richtigen Heilsteins zu treffen.

Die Intuition ist ein dienliches Hilfsmittel, um den für sich passenden Stein zu finden. Sie kommt schon dann zum Tragen, wenn Sie bei der analytischen Bestimmung der Heilsteine eine Auswahl aufgrund der Beschreibung treffen. Daneben spielen aber auch die optische Ansprechbarkeit des Steines, wie er sich haptisch anfühlt und andere Gefühle, die Sie mit diesem Stein verbinden, eine Rolle.

Den richtigen Stein erspüren

Sie können den Stein visuell über das jeweilige Bild, aber auch haptisch auswählen. Wenn Sie an einem Ort sind, wo Sie die Heilsteine sehen und anfassen können, eignet sich diese Methode sehr gut, um den richtigen Stein zu finden.

Drehen Sie Ihre Hand so, dass die Handinnenfläche Richtung Steine zeigt. Schließen Sie die Augen und halten Sie Ihre Hand über die Steinauswahl. Nun gehen Sie langsam mit der Hand über die Auswahl, ohne die Steine zu berühren. Dabei werden Sie vielleicht verschiedene Sachen spüren: das Gefühl, ein bestimmter Stein würde von Ihrer Hand angezogen werden, oder Wärme in der Handfläche. Genauso können bestimmte Steine auch Kälte und Abstoßung in Ihnen hervorrufen.

Lassen Sie sich auf jeden Fall genug Zeit. Bei Unsicherheit können Sie noch einmal von vorne beginnen. Nehmen Sie schließlich den Stein, zu dem Ihre Hand am allermeisten hinzieht. Öffnen Sie erst jetzt Ihre Augen und schauen Sie sich den Stein an, wenn Sie ihn bereits gewählt haben.

Es dauert ein bisschen, bis man genug Sicherheit hat, um mit dieser Methode einen Stein auszuwählen. Das macht aber nichts, da die eigene Intuition einen in die richtige Richtung leiten wird, auch wenn Sie sich noch nicht ganz sicher fühlen.

Steine, die auf diese Art gewählt werden, unterstützen Sie besonders auf körperlicher Ebene. Damit können körperliche Beschwerden gelindert, Schwächen ausgeglichen und Lebenskraft getankt werden.

Den Stein optisch bestimmen

Auch wenn Sie sich dafür entscheiden, die Farbe des Steins eine Rolle spielen zu lassen, können Sie sich auf Ihre Intuition verlassen. Gehen Sie hierzu wie folgt vor:

Schauen Sie sich die Steine an und versuchen Sie, an nichts Besonderes zu denken. Lassen Sie Ihr Auge schweifen und Ihre Intuition Sie zu dem für Sie passenden Stein leiten. Nehmen Sie sich auch hier Zeit. Achten Sie darauf, welche Farbe Ihnen ins Auge springt und von welcher Farbe Sie sich am meisten angezogen fühlen. Spüren Sie auch, wenn eine Farbe Sie abstößt.Der so ausgewählte Stein unterstützt Sie in Ihrer Seelenarbeit. Er stützt Sie in Ihrem Erfahrungsprozess, spendet Kraft und hilft, unerledigte Lebensthemen anzugehen. Ein aufgrund der Farbe gewählter Stein fühlt sich daher manchmal nicht so gut an wie der durch die Hand gewählte – umgekehrt spricht Sie der durch die Hand gewählte Stein oft optisch nicht so sehr an wie der farblich gewählte. Das ist nicht schlimm, sondern nur ein Kriterium, um die richtige Wahl zu treffen – ein Stein zur Stützung der Seele muss auf den Körper nicht so anziehend wirken wie einer, der zur Stützung des Körpers gesucht wird, und umgekehrt. Wenn diese beiden so gewählten Steine gleichzeitig genutzt werden, können Sie so Seele und Körper gleichzeitig unterstützen.

Dem Stein intuitiv begegnen

Die intuitivste Form, einen Stein auszuwählen, ist, wenn dieser Ihnen zufällig begegnet. Diese Form der Steinauswahl ist genau genommen keine „Auswahl". Manchmal laufen wir einfach irgendwo vorbei, sehen oder fühlen einen Stein und fühlen uns gerade magisch von ihm angezogen. Das ist nicht nur Zufall: Diese Hingezogenheit zu einem Stein kann bedeuten, dass Sie ihn gerade benötigen. Irgendwie hat Sie Ihre Intuition auch an den Ort geleitet, an dem Sie diesem Stein begegnet sind. Steine, die auf diese Art ausgewählt werden, sind vor allem für die eigene Wahrnehmung gut. Sie fühlen sich mit diesen Steinen verbunden und vertraut. Daher kann er auch helfen, das eigene Vertrauen zu stärken – auch in die eigene Intuition. Falls Ihnen noch nie ein Stein per Zufall begegnet ist, können Sie auch ein bisschen experimentieren. Versuchen Sie, eine Woche lang jeden Tag mindestens für einen Augenblick daran zu denken, dass Ihnen ein Heilstein per Zufall begegnet. Manchmal bringt Sie die Intuition dann an den richtigen Ort.

Den Seelenstein finden

Wenn Sie schon über einige Heilsteine verfügen, können Sie nochmals versuchen, den für sich im Moment richtigen Stein zu finden. Setzen Sie sich dafür in eine entspannte Haltung, aufrecht und mit entspannten Schultern. Stellen Sie vor sich die Steine auf. Denken Sie nicht an die Bedeutung oder die Namen der Steine. Lassen Sie kurz Ihren Blick über die Auswahl der Steine schweifen und suchen Sie sich ganz intuitiv den Stein, der die stärkste Wirkung auf Sie erzielt. Dieser Stein ist Ihr momentaner Seelenstein, den Sie jetzt gerade brauchen.

Den Aurastein finden

Heilsteine haben wie Menschen eine Form von Aura, also eine Art Energiehülle, die Sie umgibt. Diese Aura können Sie entweder mithilfe von Meditation sehen oder auch erspüren. Wenn Sie Ihren Aurastein aus einer Auswahl bereits vorhandener Steine finden wollen, können Sie sich genauso wie beim Seelenstein vor eine Auswahl der Steine setzen. Am besten ist es, wenn Sie die Steine nicht selbst aufstellen, sondern jemand anderes dies für Sie erledigt. Halten Sie die Augen geschlossen, notfalls können Sie diese auch mit einem Tuch verbinden. Lassen Sie dann Ihre Hand über die Steine gleiten. Fühlen Sie die Luft und versuchen Sie, zu erspüren, wo sich das Energiefeld verändert. Wenn Sie ein Feld erfühlen, das sich gut anfühlt, haben Sie Ihren Stein gefunden.

Den Kosmosstein finden

Genau wie bei der Heilsteinfindung per Zufall können Sie auch dem Schicksal die Auswahl des Kosmossteins überlassen. Ordnen Sie dazu Ihren Steinen jeweils eine Nummer zu, indem Sie diese auf ein Blatt Papier schreiben und dann durchnummerieren. Schreiben Sie dann auf gleich große Notizzettel die jeweiligen Nummern ohne den Namen der Steine. Mischen Sie die einzelnen Nummern und ziehen Sie schließlich eine heraus. Die gezogene Nummer führt Sie zu Ihrem vom Schicksal gewählten Stein.

Den Partnerstein finden

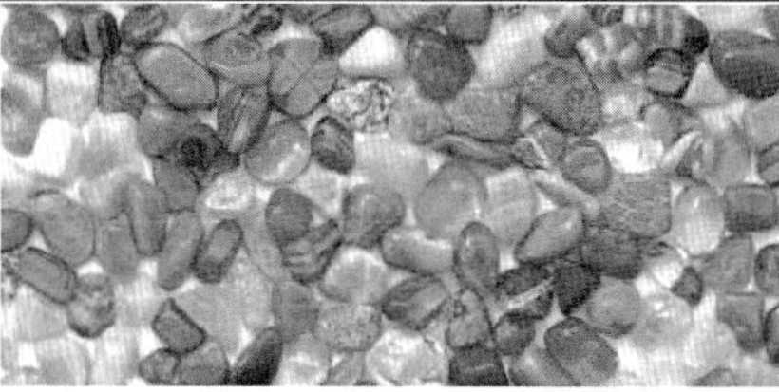

Ein Partner oder ein sehr guter Freund kann Ihnen helfen, einen Partnerstein zu finden. Setzen Sie sich dazu gegenüber, mit geschlossenen Augen. Konzentrieren Sie sich auf Ihren Atem, während Ihr Partner seine Konzentration ganz auf Sie richtet. Ihr Partner kann an schöne Erlebnisse mit Ihnen denken, aber auch Auseinandersetzungen neu überdenken. Dann öffnen beide Partner Ihre Augen und der Partner wählt einen Stein aus. Dieser Stein beschreibt seine Sicht auf Sie und kann etwas ausdrücken, das andere Personen bei Ihnen wahrnehmen, Sie selbst aber nicht sehen können. Die eigene Intuition hilft dabei, den idealen Stein für Sie zu finden. Auch Yoga und Meditationen können angewandt werden, um die innere Intuition und damit die Heilsteinfindung zu stärken. Verlassen Sie sich ganz auf Ihr Inneres, um Ihren Stein zu finden. Dennoch können Informationen über den Heilstein die Passung stärken oder Ihnen helfen, Ihre inneren Konflikte zu verstehen. Denn jedem Stein liegt etwas Besonderes inne – im nächsten Kapitel haben wir Ihnen daher eine besondere Übersicht über alle bekannten Heilsteine zusammengestellt.

Heilsteine von A bis Z, ihre Einsatzgebiete und Wirkung

Nachdem Sie jetzt die Grundlagen der Heilstein-Anwendung kennen, möchten wir uns etwas näher mit den einzelnen Steinen und den Möglichkeiten Ihres Nutzens auseinandersetzen. Dazu finden Sie in diesem Kapitel nicht nur eine detaillierte Übersicht der wichtigsten Heilsteine, sondern auch zahlreiche Anwendungshinweise und -möglichkeiten. Am Ende des Kapitels werden Sie außerdem mit der Nachbereitung der Heilsteinanwendung betraut, denn Ihr Stein möchte nach seinem Einsatz wieder gereinigt und neu aufgeladen werden.

Heilsteine für die Heilung einsetzen

Grundsätzliches

Die Arbeit mit Heilsteinen unterscheidet sich je nach Anwendungsform und -zweck. Dennoch gibt es ein paar grundsätzliche Regeln, die Sie bei der Arbeit mit Heilsteinen beachten sollten.

Zeigen Sie den Steinen immer Respekt im Umgang. Auch wenn es sich bei den Steinen nicht um Lebewesen handelt, so sind sie doch Jahrtausende alt und ein Teil dieser Erde. Daher verdienen sie einen respektvollen Umgang. Im Laufe ihrer Entstehung haben die Steine Unmengen an Erfahrungen gemacht und existierten weit über Ihr eigenes Leben hinaus – und sie werden auch noch in hunderten, gar tausenden von Jahren weiter existieren. Denken Sie es sich so: Der Stein ist ein „intelligentes“ Wesen, das Sie verstehen kann – immerhin kann er Ihnen helfen, sich besser zu fühlen und Ihnen so bei der Problemlösung helfen. Daher sollten Sie ihm im Gegenzug Respekt zollen; das können Sie unter anderem durch die richtige Pflege des Steins.

Da Steine ihre eigene Energie nicht kontrolliert abgeben können, achten Sie darauf, sich diese behutsam zuzuführen. Sie können sich sehr leicht mit der Energie der Steine überfordern. Es ist daher ratsam, gleich von Anfang an zu überlegen, ob Sie den Stein lieber nachts oder tagsüber einsetzen möchten. Auch die Anwendung mehrerer Steine gleichzeitig ist möglich, sollte aber mit Bedacht angegangen werden. Sie sollten nicht alle zur gleichen Zeit oder am gleichen Platz genutzt werden. Sie können aber durchaus tagsüber einen am Körper tragen und einen nachts im Bett nutzen, Heilsteinwasser aus einem anderen machen und den nächsten zur Meditation nutzen. Trinken Sie immer ausreichend Wasser, wenn Sie mit Steinen arbeiten. Die

Heilwirkung wird dadurch verstärkt, denn Wasser ist ein wichtiger Bestandteil unseres Körpers, der uns nicht nur mit Energie versorgt, sondern auch reinigt. Tragen Sie die Steine tagsüber, achten Sie auf einen guten Schlaf. Nähere Hinweise zur Reinigung der Steine finden Sie im anschließenden Kapitel.

Behandelte und unbehandelte Steine

Wie Sie jetzt schon erfahren konnten, gibt es einen Unterschied zwischen behandelten und unbehandelten (Edel-)Steinen. Es ist nämlich so, dass es üblich ist, Edelsteine zu behandeln, bevor sie als Schmuck verwendet werden. So wird oft darauf geachtet, dass „Fehler" in den Steinen beseitigt werden, um die Farbe zu verbessern. Dazu werden die Steine erhitzt, mitunter „gebrannt", bestrahlt oder Risse mit Harz, Öl und Kunststoffen gefüllt.

Grundsätzlich gilt nach wie vor: Je weniger der Stein behandelt ist, desto besser. In seiner natürlichsten Form ist der Stein meistens am wirksamsten.

Unbehandelte und ungeschliffene Steine und Mineralien nennt man „**Rohsteine**". Ein Schliff des Steins ist generell nicht so beeinträchtigend wie alle anderen Formen von Behandlungen. Geschliffene, aber ansonsten naturbelassene Steine können also trotzdem unbehandelt sein.

Sogenannte „**Trommelsteine**" sind Rohsteine, die mit Wasser, Poliermittel und anderen Rohsteinen in einer Schleiftrommel hin- und herbewegt wurden. Sie sind oft minderer Qualität und werden daher nicht für hochwertigen Schmuck, sondern eher im allgemeinen Handel benutzt. Der Schleifprozess kann bis zu fünf Wochen dauern und sorgt dafür, dass die Trommelsteine keine Spitzen und Ecken haben, sondern glatt und abgerieben sind. Die Trommelsteine haben die Besonderheit, dass ihre Form vollkommen zufällig ist, da sie nicht von Hand geschliffen wurden und somit einen ganz eigenen und individuellen Charakter haben.

Trommelsteine können auch auf natürliche Art und Weise entstehen, etwa durch das Reiben von Sand und Wasser im Meer oder in Flüssen. Bernstein ist beispielsweise dafür bekannt, im Meer eine glattere Oberfläche zu bekommen.

Trommelsteinen wird in der Regel eine schwächere Heilwirkung als Rohsteinen zugesagt. Trotzdem besitzen sie eine naturbelassene Form und können gut genutzt werden. Da der Trommelstein eine abgerundete und glatte Form hat, lässt er sich gut zum Auflegen oder in Schmuck verwenden. Außerdem haben Trommelsteine durch ihre glatte Form eine gleichmäßige Wirkung auf uns und können zum Auflegen bei Schmerzen oder nachts unter dem Kopfkissen verwendet werden.

Der Rohstein hingegen hat den Vorteil, direkt und unbehandelt aus der Natur zu Ihnen zu kommen. Daher sind Rohsteine von stärkerer Wirkkraft als Trommelsteine und haben eine besondere Energie. Gerade bei der Herstellung von Edelsteinwasser sollten Rohsteine verwendet werden. In jedem Fall sollten besonders stark künstlich aufbereitete Steine gemieden werden. Besondere Einfärbungen oder Behandlungen des Steins schaden seiner Wirkkraft nur und können auch Sie in Ihrer Annahme über die Wirkkraft des Steines täuschen. Achten Sie also auf die Naturbelassenheit Ihres Steins.

Steine in der Hosentasche

Die meisten Heilsteine können nah am Körper, zum Beispiel in der Hosentasche, getragen werden. Eine andere Möglichkeit ist es, sie an einem Lederband zu befestigen. Heilsteine bei sich zu tragen, ist eine der einfachsten und schnell wirksamsten Methoden – aber Achtung, denn hier kann man sich auch am leichtesten überfordern. Da der Stein stetig Energie abgibt, muss er auch entsprechend häufig gereinigt und wieder aufgeladen werden.

Diese Methode sollten Sie am besten in einem Zeitraum zwischen vier und sechs Wochen anwenden. Besonders kleine, brüchige oder sogar giftige Steine werden auch in einen kleinen Stoffbeutel eingenäht, um sie sorgsam mit sich tragen zu können. Nehmen Sie keinesfalls radioaktives Gestein in Ihrer Hosentasche oder nah am Körper mit.

Meditation mit Steinen

Steine können auch eine wundervolle Ergänzung zur Meditation darstellen. Diese Form der Heilsteinanwendung ist mit jedem Stein möglich. Bei einer Meditation mit Heilsteinen kann man einen persönlichen Kontakt zu den Steinen aufbauen und sich mit den Energien dieser in Verbindung setzen. Dafür platzieren Sie den Heilstein am besten direkt vor sich, so dass Sie ihn während Ihrer Meditation ansehen können. Ein leicht gedämpftes Licht sorgt für die richtige Beleuchtung. Bei einer Meditation sollten Sie außerdem vorsorglich darauf Acht geben, dass Sie ungestört sind. Die Meditation kann so lange dauern, wie Sie möchten, allerdings ist es empfehlenswert, sich diesen zeitlichen Rahmen vorher selbst festzulegen. Ein Beispiel, wie solch eine Meditation verlaufen kann, finden Sie am Ende des Kapitels.

Aufkleben von Steinen

Sie können Steine auch direkt an Stellen des Körpers aufkleben. Das ist unter anderem ratsam, wenn man ein spezielles Organ in seiner Heilung unterstützen oder anderweitig positiv beeinflussen möchte. Befestigen Sie den Stein dafür an der Körperstelle, an der das entsprechende Organ liegt. Achten Sie darauf, dass der Stein so nahe wie möglich dran ist. Nehmen Sie nun ein Verbandspflaster oder etwas Ähnliches, um den Stein festzukleben. Auch das (lockere) Einbinden des Steines ist möglich. Hier unbedingt darauf achten, dass die Blutzirkulation nicht beeinträchtigt wird, damit Sie nicht in Ihren körperlichen Funktionen eingeschränkt werden. Benutzen Sie am besten zwei Steine für diese Tätigkeit, da Sie diese dann auswechseln können, um sie energetisch zu reinigen.

Steinkreise

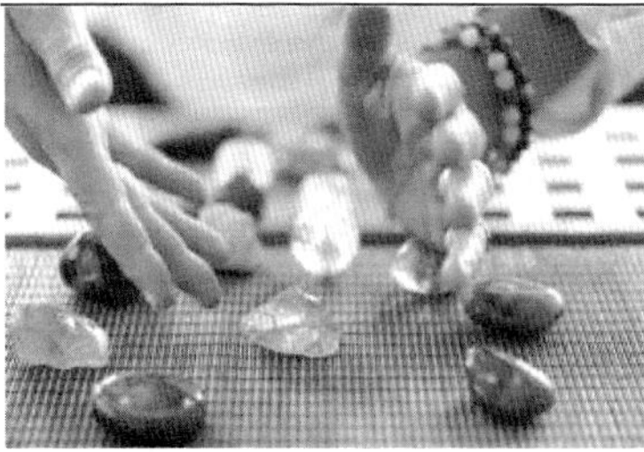

Als Steinkreis wird eine bestimmte Anordnung von Steinen bezeichnet, die zur Unterstützung einer Meditation oder eines reinigenden Rituals dient. Steinkreise sollen dabei helfen, äußere Einwirkungen abzuschirmen. Sie können außerdem das Energiefeld des Selbst stärken und den Aufbau einer angenehmen Atmosphäre unterstützen. Bei einem Steinkreis steht die Wirkung der Steine auf Seele und Aura im Vordergrund, eine direkte körperliche Wirkung dafür mehr im Hintergrund.

Zum Legen eines Steinkreises brauchen Sie vier Steine, die sich möglichst ähnlich sein sollten und derselben Sorte angehören. Andere Legemuster brauchen auch bis zu acht Steine. Sie können die Steine auf dem Boden platzieren, indem Sie einen Abstand zwischen den Steinen halten, den Sie für gut erachten. Wenn Ihnen die Abstände der Steine nicht gefallen, verschieben Sie sie so lange, bis Sie sich wohl damit fühlen. Auch der Abstand zu Ihnen selbst sollte bei Ihnen einen angenehmen Eindruck hinterlassen oder aber verschoben werden. Als grobes Maß wird gesagt, der Blutdruck sinke, wenn der Abstand zu groß ist, und stiege, wenn die Steine Ihnen zu nahe sind.

Schmuck

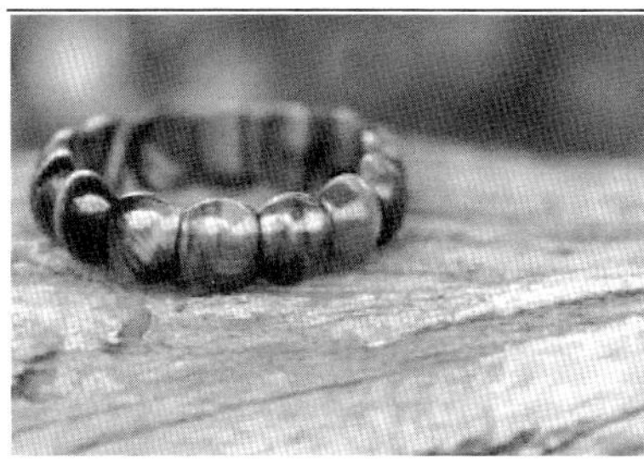

Schmuck aus Heilsteinen tragen Sie nah am Körper – deswegen gelten hier dieselben Grundsätze wie beim körpernahen Tragen der Steine. Ein Heilstein, der von einem Künstler zu Schmuck veredelt wurde, kann Ihre eigene Persönlichkeit auf ganz besondere Art hervorheben. Solch ein Stein bringt im besten Fall Anerkennung und hebt den eigenen Selbstwert.

Grundsätzlich spricht nichts dagegen, in solcher Weise verarbeitete Steine als Schmuck zu nutzen. Achten Sie nur darauf, dass Sie die Steine trotzdem regelmäßig reinigen und gut pflegen.

Innerliche Anwendung

Heilsteine können auch innerlich eingenommen werden. Das ist beispielsweise bei Heilsteinwasser der Fall. Heilsteinwasser hat in der Regel einen positiven Effekt auf den Stoffwechsel und lässt sich am besten mit auf dem Körper aufgeklebten Steinen kombinieren. Eine genaue Anleitung zur eigenen

Herstellung des Heilsteinwassers finden Sie am Ende des Kapitels. Heilsteinwasser kann getrunken, aber auch zur äußeren Anwendung genutzt werden. Innerlich ist die Wirkung größer auf die Organe, äußerlich auf die Haut und die Poren. Wer das Wasser nicht selbst herstellen mag, kann im Handel auch fertiges Heilsteinwasser erwerben. Achten Sie gut darauf, mit welchen Steinen Ihr Wasser aufbereitet wurde – egal, ob Sie es zur äußerlichen oder innerlichen Anwendung nutzen.

Heilsteinmassage

Eine wohltuende Massage gibt dem Körper Kraft und Energie – umso mehr, wenn diese mit Heilsteinen kombiniert wird.

Heilsteinmassagen stärken und entspannen den Körper, aber auch Geist und Seele. Sie werden an den Meridianen des menschlichen Körpers angesetzt, um diese zu aktivieren und den Energiefluss zu fördern.

Meistens wird bei der Heilsteinmassage Öl zur Hilfe genommen, mit dem der Oberkörper eingerieben wird. Erst dann beginnen Sie, mit den Edelsteinen auf dem Körper zu kreisen. Es gibt auch spezielle Massagekugeln aus Edelsteinen, die zu diesem Zwecke genutzt werden.

Heilsteinpulver

Sogenanntes Heilsteinpulver kann aus Edelsteinen hergestellt werden. Dieses Pulver wird dann meistens zum Räuchern verwendet.

Allerdings gibt es gemahlene Heilsteine mittlerweile auch in der Kosmetik. Salben und Cremes enthalten oftmals spezifische Stoffe oder ganze Teile von Steinen, welche die Haut regenerieren und straffen sollen. Ein gutes Beispiel dafür ist der Schungit, dessen bemerkenswerte verjüngende Wirkung wir bereits zu Beginn des Buches besprochen haben. Die Mineralien können helfen, alte Haut zu entfernen und die frische Haut zu beleben. Auch Bernstein und Amethyst werden gerne als Heilsteinpulver verwendet.

Über die Herstellung von Heilsteinwasser

Wie Sie jetzt bereits wissen, haben Steine eine eigene Schwingung. Bei der Herstellung von Heilsteinwasser geht man vor allem von der energetisierenden Kraft dieser Schwingung aus, die sich vom Stein auf das Wasser überträgt. Aber auch abgegebene Mineralstoffe können bei der Wirkung von Heilsteinwasser eine Bedeutung spielen.

Heilsteinwasser kann zu vielen Zwecken verwendet werden – ebenso kann es auch auf verschiedene Arten hergestellt werden. Am bekanntesten ist das sogenannte „Einlegen“ von Heilsteinen. Heilsteinwasser ist eine sehr intensive Anwendung – achten Sie daher darauf, welche Edelsteine Sie nutzen, und auch auf das richtige Verfahren, um Heilsteinwasser herzustellen.

Einlegen von Steinen in Wasser

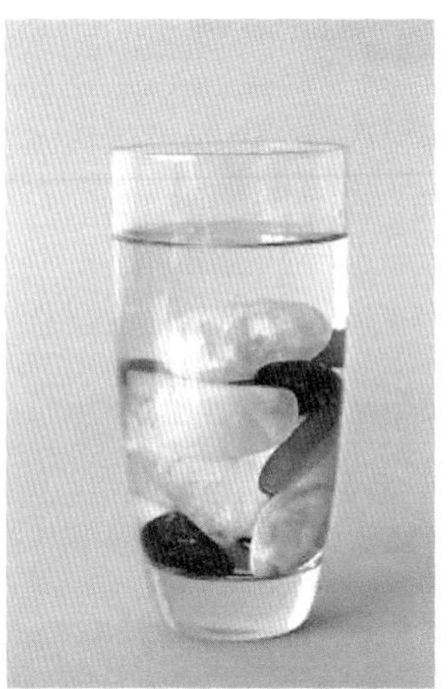

Die einfachste Methode, um Heilsteinwasser herzustellen, ist es, den gewünschten Stein oder die gewünschten Steine im Wasser „einzulegen“. Allerdings ist dies auch die „risikoreichste“ Methode, da der Stein hier direkt in Berührung mit dem Wasser kommt und somit sowohl energetisch als auch substanziell mehr abgibt. Die Auswahl angemessener Steine ist daher essenziell.

Zur Herstellung von Edelsteinwasser mittels dieser Methode brauchen Sie lediglich drei Dinge:

- Leitungswasser
- Eine Karaffe oder ein großes Glas
- Zwei oder drei große Wassersteine

Auch hier gilt: Je größer die Anzahl der Steine, desto mehr Energie wird abgegeben, also: vorsichtig sein!

Für diese direkte Herstellung des Heilsteinwassers müssen Sie ein paar Vorkehrungen treffen.

Klären Sie dazu zunächst, ob Ihre Steine für Wasserkontakt geeignet sind – sie könnten giftig oder aber verunreinigt sein. Auch Material, das zu Splittern neigt, sollte vermieden werden.

Achten Sie auf die Umgebung, in der Sie das Heilsteinwasser herstellen. Potenziell störende Energien wie direktes Sonnenlicht, Handystrahlung oder auch Wasseradern sollten vermieden werden. Leichte Abendsonne ist aber kein Problem. Schalten Sie das WLAN aus und stellen Sie auch alle anderen, potenziell funkenden Geräte zur Seite.

Vor dem unmittelbaren Kontakt mit Trinkwasser sollten die Edelsteine unbedingt gründlich gesäubert werden. Bürsten Sie Ihren Heilstein dazu unter fließendem Wasser ab und desinfizieren Sie ihn anschließend mit 70-prozentigem Alkohol. Versuchen Sie, den Stein dabei aber nicht zu beschädigen, denn er soll keine Splitter ins Wasser abgeben.

Auch mögliche Hilfsmittel, wie beispielsweise eine Holzzange zum Herausnehmen der Steine, sollten sowohl hygienisch als auch energetisch gesäubert sein.

Die Heilsteine wirken nun im Wasser ein. Benutzen Sie eine Holzzange, um die Steine zu justieren, keinesfalls die eigene Hand – damit könnten eigene Energien an den Stein abgegeben und somit das Heilsteinwasser energetisch verunreinigt werden. Auch Metallbesteck sollten Sie vermeiden, da dieses eine eigene energetische Schwingung besitzt. Verteilen Sie die Steine breit im Wasser – eine gute energetische Anordnung ist auch hier ein Steinkreis. Etwas falsch machen kann man bei der Anordnung der Steine jedoch nicht. Sie können die Steine über Nacht einwirken lassen. Längere Zeiten ergeben in der Regel eine stärkere Intensität der Energie, allerdings nur bis zu einem bestimmten Punkt. Ab diesem kann das Wasser nicht weiter energetisiert werden und eine längere Einwirkzeit bringt keine größere Energetisierung mehr.

Der Standort des Wassers spielt eine bedeutende Rolle. Der Ort soll nicht nur frei von störenden Energien, sondern am besten gänzlich neutral oder sogar positiv sein. Auch der Aufbewahrungsort des fertigen Wassers wird von Ihnen nach diesen Kriterien gewählt. Direktes Mond- oder Sonnenlicht neutralisiert in der Regel das Wasser und sollte von Ihnen daher eher vermieden werden. Nur das Licht der Abendsonne hat statt neutralisierende, positive Effekte und kann sogar zusätzlich harmonisieren.

Nehmen Sie die Steine nach dem Einlegen mit einer Holzzange aus dem Gefäß oder gießen Sie das Wasser ab. Da feine oder auch größere Splitter entstehen können, filtern Sie das Wasser durch einen unbehandelten Filter, bevor Sie es trinken. Dazu können Sie beispielsweise dünne, ungebleichte Tee- oder Kaffeefilter benutzen. Bitte benutzen Sie keine Plastiksiebe, denn diese enthalten oft giftige Weichmacher, die wiederum negative Auswirkungen auf die Energetisierung des Wassers haben.

Das Heilsteinwasser ist nach diesem Schritt fertig und kann von Ihnen zur Anwendung genutzt werden.

Es gibt allerdings noch einen weiteren Schritt, denn die Heilsteine sollen nach der Energetisierung des Wassers unbedingt gereinigt und wieder aufgeladen werden. Trocknen Sie die Steine dazu etwa einen halben Tag an der Luft, mindestens jedoch, bis der Stein wieder ganz trocken ist. Durch die Feuchte könnten sich sonst Erreger bilden, die dem Stein und Ihnen schaden.

Fast alle Steine, die zur Herstellung des Heilsteinwassers genutzt werden, müssen nach der Herstellung wieder aufgeladen werden – Ausnahmen sind unter anderem Bergkristalle, Diamanten und Obsidiane. Wie Sie Steine wieder aufladen, wird am Ende dieses Kapitels nochmals genau erklärt.

Vorteil dieser Methode ist, dass durch den direkten Kontakt zwischen Stein und Wasser eine besonders intensive Wirkung erzielt wird. Außerdem können große und kleine Steine zur Herstellung eingesetzt werden. Ein Nachteil ist allerdings, dass nicht jeder Stein einfach so ins Wasser gesetzt werden darf und sowohl Hygiene als auch Splitter eine Rolle spielen. Diese Nachteile können durch die Verwendung von Heilsteinstäben ausgeglichen werden. Ein Heil- oder Edelsteinstab ist eine Art Reagenzglas, in dem sich die Heilsteine befinden, die zur Wasseraufbereitung genutzt werden sollen. Sie bestehen aus dünnem Glas und werden mit einem Korken verschlossen, ehe sie in das zu energetisierende Wasser eingelegt werden.

Abnehmen mit Heilsteinwasser

Heilsteinwasser kann Ihnen auf vielfältige Art helfen, Ihren Energiehaushalt wieder zu regulieren. Besonders gerne wird Heilsteinwasser zur Unterstützung beim Abnehmen genutzt.

Das benötigte Heilsteinwasser hat die besondere Fähigkeit, den körpereigenen Stoffwechsel energetisch anzuregen. Das kann dazu führen, dass der Grundumsatz der Kalorien am Tag steigt und somit bei gleicher Ernährung mehr Fett verbrannt wird. Dafür eignen sich besonders die beiden Heilsteine Magnesit und Grüner Turmalin.

Natürlich ist Heilsteinwasser kein Wundermittel und kann nicht einfach so dazu führen, dass die Pfunde purzeln. Auch verbrennt das Heilsteinwasser per se kein Fett. Allerdings kann es dazu beitragen, den Energiehaushalt und die Balance der am Stoffwechsel beteiligten Organe zu fördern: Leber, Galle, Darm und Verdauungsdrüsen.

Tatsächlich ist es so, dass Sie vor allem davon „profitieren“, dass in der gewöhnlichen Lebensführung eines modernen Menschen der Stoffwechsel durch verschiedene Einflüsse beeinträchtigt wird. Die Volkskrankheiten Diabetes, Schlaganfall und Herzinfarkt bilden mittlerweile die häufigsten Beschwerden – und stellen sogar Todesursachen in Europa dar. Heilsteinwasser kann diesen gestörten Stoffwechsel wieder einpendeln und dazu führen, dass Ihr Körper wieder seine volle Leistungsfähigkeit ausschöpft.

Die nachstehenden Ursachen können Gründe für einen eingeschränkten oder beeinträchtigten Stoffwechsel sein:

- Zu wenig Bewegung
- Unausgewogene Ernährung (z. B. zu viel Zucker und gehärtete Fette)
- Erhöhter Stress (z. B. am Arbeitsplatz)
- Gifte wie Nikotin, Konservierungsstoffe, Schwermetalle, Autoabgase

An jeder dieser Schrauben kann man einzeln drehen und versuchen, seinen Körper in ein gesundes Gleichgewicht zu führen. Aber nicht alles ist komplett von uns beeinflussbar (z. B. eine toxische Wohnumgebung in der Stadt, Stress durch viel Arbeit) – deswegen hilft Edelsteinwasser als Starthilfe, den Stoffwechsel auszubalancieren.

Um den Stoffwechsel wieder auszubalancieren, eignen sich insbesondere die folgenden Heilsteine:

Grüner Turmalin:

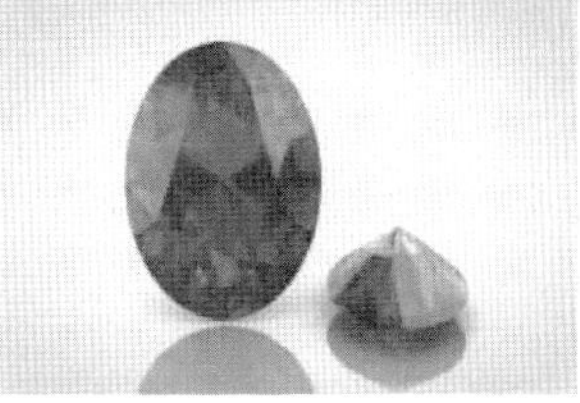

Er wirkt auf die Meridiane und direkt auf die Stoffwechselprozesse des Körpers. Entgiftung und Harmonisierung der betroffenen Organe sind sein Spezialgebiet. Am besten hilft ein unbehandelter Stein mit hellblauen, hellgrünen und weißen Einschlüssen.

Magnesit:

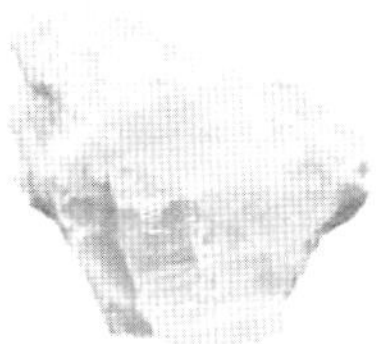

Dieser Heilstein regt den Stoffwechsel energetisch an. Durch Verwendung des Magnesits wird der Grundumsatz erhöht. Verwenden Sie einen unbehandelten Stein.

Bergkristall:

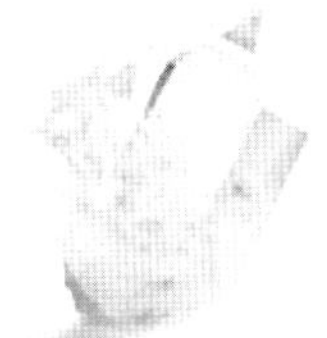

Dieser Heilstein wirkt besonders auf das Großhirn, insbesondere den Hypothalamus und die Hypophyse. Diese Teile des Gehirns sind besonders wichtig für die Hormonregulierung und somit essenziell an dem Stoffwechsel beteiligt. Nutzen Sie unbehandelte oder getrommelte Steine.

Weitere Steine, die für die Regulierung des Stoffwechsels hilfreich sein können, sind der rote Jaspis, Cyanit und Seraphinit. Die letzteren beiden sind besonders zur Regulierung spezieller Störungen geeignet. Unbehandelte, hellblaue Cyanite können bei einem gestörten Hormonsystem helfen, während ein dunkelgrüner Seraphinit vor allem auf psychische Probleme wie Essstörungen positiv einwirkt.

Es gibt im Handel viele fertig zusammengestellte „Abnehmmischungen" zu kaufen, allerdings können Sie sich solch eine auch nach Bedarf selbst zusammenstellen. Magnesit und Grüner Turmalin sollten in diesen unbedingt vorhanden sein, andere Steine können nach Bedarf dazu gefügt werden.

Stellen Sie das Wasser wie oben beschrieben her, am besten mithilfe eines Heilsteinstabes.

Das so hergestellte Wasser darf von Ihnen wie eine Kur getrunken werden. Dazu können Sie zwei- bis dreimal am Tag ein Glas Heilwasser trinken. Fangen Sie langsam an und trinken Sie auch nach Ihrem persönlichen Wohlbefinden – wenn Sie generell nicht viel trinken, überfordern Sie sich nicht mit unrealistischen Zielen. Das Wasser wird am besten vor dem Essen getrunken.

Die Dosierung können Sie individuell anpassen, je nachdem, wie Sie sich damit fühlen. Die ersten Effekte treten normalerweise nach vier bis sechs Wochen auf. Versuchen Sie, Ihren Lebensstil an diese Kur anzupassen und auch andere negative Angewohnheiten in Ihrem Leben einzuschränken. Dadurch wird die Nachhaltigkeit der Heilwasserkur gestärkt. Nach etwa acht Wochen sollten Sie eine Pause einlegen, die mindestens zwei, besser drei oder vier Wochen dauert.

Die Effekte beinhalten einen angeregten Stoffwechsel und eine Reduktion von Druck- und Blähgefühlen. Normalerweise tritt zunächst ein entschlackender und entwässernder Effekt ein, der aus dem Magnesit resultiert. Der Grüne Turmalin wirkt harmonisierend, meist ein wenig nach dem Magnesit. Eine spürbare Wirkung wird gewöhnlicherweise nach etwa einer bis zwei Wochen eintreten. Denken Sie daran, dass das Heilwasser Ihnen helfen soll, Ihren Stoffwechsel auszugleichen – es ist nicht als schnelle Diät gedacht, sondern als nachhaltige Hilfe zur Stabilisierung eines für Sie gesunden Gewichtes.

Der Effekt des Heilwassers kann durch grünen Tee verstärkt werden, der eine auf den Stoffwechsel anregende Wirkung besitzt. Dazu können Sie einfach Heilsteinwasser zum Aufgießen eines grünen Tees – möglichst den japanischen Sencha – verwenden. Das Wasser darf dazu nicht gekocht, sondern auf maximal 60 °C erhitzt werden – ansonsten gehen möglicherweise energetische Funktionen des Wassers verloren.

Ruhe finden mit Heilsteinwasser

Möchten Sie Ihren Stress reduzieren und Ruhe finden? Auch hierbei kann Heilsteinwasser helfen. Dabei helfen Heilsteine, die auf Geist und Nerven wirken: Bergkristall, Rosenquarz, Amethyst und Citrin.

Rosenquarz:

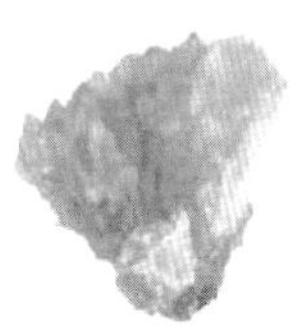

Dieser Stein hilft, positive Gefühle zuzulassen. Er wird auch als Stein der Liebenden bezeichnet.

Während beim Heilsteinwasser zum Abnehmen besonders Steine verwendet werden, die anregen, wirken die oben genannten Steine größtenteils eher beruhigend. Die Mischungen aus diesen Steinen eignen sich auch, um die Schlafqualität zu verbessern. Hier spielen auch die beiden Steine Orangencalcit und Fluorit eine Rolle. Grüner Aventurin kann zudem Rastlosigkeit eindämmen und bei Nervosität helfen. Am besten werden diese Steine mit Rosenquarz und Amethyst kombiniert.

Bereiten Sie das Heilsteinwasser nach Anleitung zu und nehmen Sie es in Form einer Kur zu sich. Trinken Sie am besten nicht gleich jeden Tag ein ganzes Glas, immerhin wollen Sie Ihren Körper entspannen und nicht überfordern. Verlassen Sie sich dabei ganz auf Ihr Gefühl. Wie bei der Kur zum Abnehmen ist es gut, nach einigen Wochen, spätestens nach acht, eine Pause mit der Kur einzulegen.

Heilsteinwasser für gute Haut

Um Ihrer Haut ein reineres und ebenmäßigeres Bild zu verleihen, können Sie eine Heilsteinwassermischung aus Amethyst, Rosenquarz, Bergkristall und Karneol verwenden. Der Bergkristall wirkt entgiftend auf den Stoffwechsel und hilft damit, Verunreinigungen vorzubeugen und überschüssige Zellen abzutragen.

Amethyst:

Dieser Edelstein wirkt auf die Konzentrationsfähigkeit, beruhigt und kann auch auf Allergien positiv einwirken. Seine beruhigende Wirkung entspannt auch die Haut und hilft so gegen Hautunreinheiten.

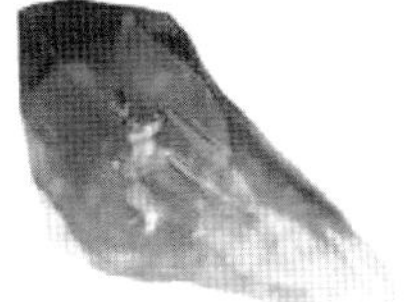

Um eine Heilsteinwassermischung aus diesen Steinen herzustellen, legen Sie die Steine mindestens für zehn Minuten ins Wasser. Über Nacht müssen sie nicht einwirken, dennoch schadet es nicht, wenn sie etwas länger im Wasser „liegen".

Die richtigen Steine finden

Achten Sie unbedingt darauf, dass Sie nur Edelsteine verwenden, die zum Einlegen im Wasser geeignet sind. Es gibt nämlich Steine, die ungewünschte Partikel abgeben, welche Ihnen zwar nicht auf der Haut schaden, aber Allergien auslösen können. Deswegen ist es ratsam, wenn Sie sich gründlich informieren, ob Sie den von Ihnen gewünschten Stein auf diese Art verwenden können. Hier finden Sie eine kleine Liste der Steine, die **NICHT** zur Verwendung in Heilsteinwasser verwendet werden sollten:

- Azurit: Dieser Heilstein enthält Kupferverbindungen, die giftig sein können.
- Türkis: Im Türkis sind manchmal giftige Substanzen enthalten, die im Wasser abgegeben werden.
- Tigerauge: Dieser Heilstein kann Asbest enthalten.
- Pyrit (Katzengold): Dieser Stein enthält natürlicherweise Schwefel-Eisen-Verbindungen, die für den Körper schädlich sein können.

PRAKTISCHE ANLEITUNG FÜR EINE HEILSTEINMEDITATION

Heilsteinmeditation mit persönlicher Absicht

Audiodatei 1

Suchen Sie einen Stein aus, mit welchem Sie meditieren wollen. Sie können den Stein danach auswählen, welche Absicht Sie mit der Meditation verfolgen:

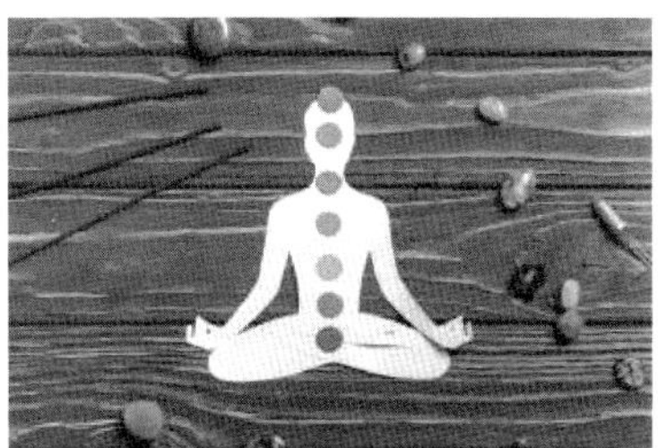

• Möchten Sie sich mit Ihrem Seelenstein verbinden, Ruhe finden oder ein bestimmtes Problem lösen?

Sie können auch mehrere Steine verwenden, die sich gegenseitig ergänzen, verstärken oder ausgleichen. Generell gilt, dass Sie sich im Rahmen der Meditation von Ihrer Intuition leiten lassen können – es gibt weder richtig noch falsch, Ihr persönlicher Nutzen ist entscheidend.

So beginnen Sie:

Hinweis:

Ihr Heilstein sollte vor der Meditation energetisch gereinigt und aufgeladen werden.

• Suchen Sie sich einen Zweck oder Wunsch, mit dem Sie meditieren wollen, und suchen Sie den entsprechenden Stein aus.
• Suchen Sie sich einen ungestörten Ort, an dem Sie sich wohl und entspannt fühlen.
• Legen Sie sich nun hin und legen Sie den Stein auf Ihren Körper. Sie können den Stein auf ein bestimmtes Organ, aber auch auf ein bestimmtes Chakra oder einen Schmerzpunkt legen. Alternativ darf der Stein auch in den Händen gehalten werden, wenn Sie im Sitzen meditieren wollen.
• Schließen Sie nun die Augen und vertiefen Sie Ihren Atem. Konzentrieren Sie sich darauf, wie Sie sanft ein- und voll ausatmen.
• Versuchen Sie nun, Ihr Bewusstsein auf den Stein zu lenken. Spüren Sie den Kontakt, den der Stein zu Ihrem Körper hat, seine Energie und wie er sich anfühlt.

• Visualisieren Sie nun Ihre Absicht. Gehen Sie in Kontakt mit dem Stein und vermitteln Sie dem Stein Ihre Absicht.
• Gedanken dürfen kommen und wieder gehen. Unterdrücken Sie keinen Gedanken und auch keine Wahrnehmung (wie z. B. von Nebengeräuschen). Finden Sie zur Ruhe und entspannen Sie sich.
• Spüren Sie nun in Ihren Körper hinein und nehmen Sie wahr, ob es Schmerzen und Verspannungen gibt. Führen Sie gedanklich Ihren Heilstein an diese Stellen.
• Bleiben Sie in der Meditation für genau den Zeitraum, der Ihnen guttut. Das können nur fünf Minuten, aber auch zwanzig oder mehr sein. Bevor Sie die Meditation beenden, bedanken Sie sich für die Hilfe und Unterstützung. Öffnen Sie die Augen langsam und atmen Sie langsam ein und aus, um wieder ins Hier und Jetzt zurückzukehren.

Steinkreis-Meditation

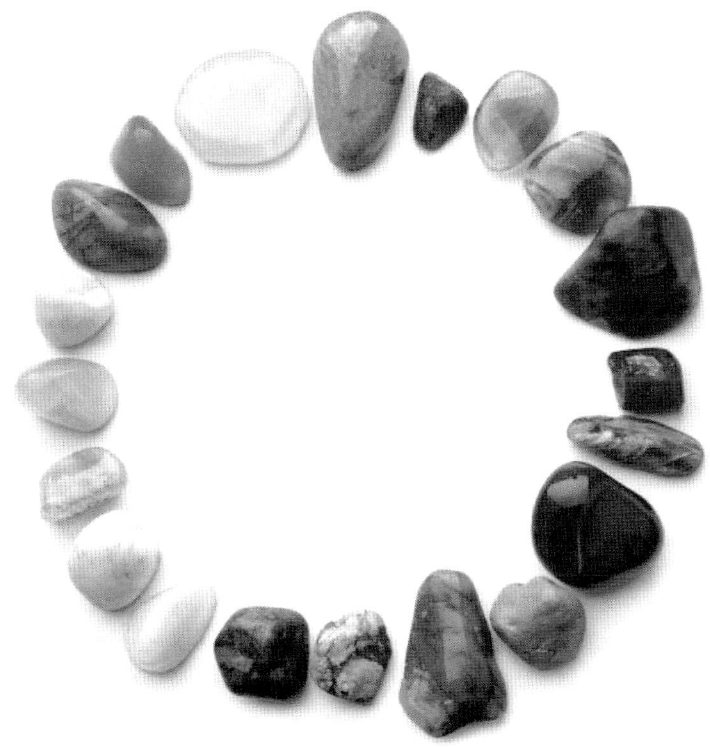

Bei dieser besonderen Form der Heilstein-Meditation legen Sie einen Steinkreis um sich herum. Der Steinkreis sollte weder zu groß noch zu klein sein.

Suchen Sie dazu vier Heilsteine aus. Diese Steine sollen jeweils einer Himmelsrichtung zugeordnet werden.

Bei dem Stein des Nordens handelt es sich um den Verstandes-Stein. Wählen Sie dazu einen Stein, der zu einem Thema Ihres Verstandes passt, aus. Der Stein im Osten behandelt Themen des geistigen Wesens – dazu wird ein Stein zufällig ausgewählt. Für den Stein des Südens wählen Sie einen Stein nach der Optik aus. Dieser Stein ist Ihr Seelen-Stein. Schließlich darf der Stein des Westens nach dem Gefühl bestimmt werden. Schauen Sie dazu nicht hin.

Um mit der Meditation zu beginnen, setzen Sie sich nun in den Steinkreis und lassen Ihren Blick nach Norden ausgerichtet. Die Steine füllen den Raum um Sie herum energetisch aus. Fühlen Sie, wie Sie von der Energie der Steine umgeben werden, die Ihnen Orientierung geben und Sie erden und schützen. Beobachten Sie, was Sie fühlen, was Sie denken und was in Ihrem Inneren vorgeht. Beenden Sie die Heilsteinmeditation, wann immer Sie es für richtig halten, und bedanken Sie sich bei Ihren Steinen für die Anleitung und Hilfe.

Energetische Reinigung und Aufladung: so pflegen Sie Ihre Heilsteine

Zur Erinnerung: Die Reinigung und Aufladung von Steinen sind wichtige Bestandteile der Arbeit mit Heilsteinen. An dieser Stelle wollen wir Ihnen daher vorstellen, wie Sie Ihre Heilsteine gründlich reinigen können und ent- sowie wieder aufladen.

Heilsteine helfen uns, unsere Energie wieder auszubalancieren. Dazu nehmen Sie Energie von uns auf, geben ihre eigene Energie ab und schaffen so Gleichgewicht. Allerdings muss darauf geachtet werden, dass die Steine regelmäßig gereinigt werden, damit die von ihnen aufgenommenen Energien auch wieder entladen werden. Zudem braucht der Stein Regeneration, um wieder neue, frische Energie aus dem Kosmos aufzuladen. Die Reinigung und die Wiederaufladung des Steins sind außerdem wertschätzend gegenüber dem Stein und drücken Ihre Dankbarkeit ihm gegenüber aus. Reinigen Sie die Steine daher nicht in Eile, sondern lassen Sie sich Zeit. Das Ganze darf durchaus etwas Zeremonielles haben – es ist immerhin eine schöne Geste, dem Stein, aber auch Ihnen gegenüber.

Heilsteine reinigen und entladen

Stauben Sie den Heilstein zunächst mit einem trockenen, möglichst weichen Tuch vorsichtig und gründlich ab. Ist Ihr Edelstein nicht wasserlöslich (oder besitzt Substanzen, die sich im Wasser lösen, siehe Steine für Heilsteinwasser), können Sie den Stein auch unter fließendem **Wasser** abspülen und mit einem feuchten Tuch säubern. Am besten ist es natürlich, dies in natürlichen Gewässern wie Seen oder Flüssen zu tun, mindestens jedoch unter unbehandeltem Leitungswasser. Achten Sie darauf, wie sich Ihr Stein dabei anfühlt: Erst ist die Oberfläche glatt, nach einiger Zeit wird sie griffiger. Danach können Sie den Heilstein auf ein Trockentuch legen und lufttrocknen lassen.

Salz kann auch dabei helfen, Ihren Heilstein zu reinigen. Nehmen Sie dazu eine tönerne Schale und geben Sie (unbehandeltes) Salz hinein. Die Steine kommen in eine kleinere Schale, die sodann in die Schale mit Salz gestellt wird. Die Steine dürfen nicht direkt mit dem Salz in Berührung kommen, da dies zur Veränderung der Kristallstruktur führen kann. Lassen Sie die Steine über Nacht im Salz stehen und geben Sie gerne eine Intention mit, mit der Sie die Steine reinigen.

Heilsteine können auch über **andere Heilsteine** entladen werden. Eine bekannte Variante dafür ist die **Amethyst-Druse**. Als Amethyst-Druse bezeichnet man ein Mineraliengebilde, das über einen offenen Hohlraum verfügt. Die Amethyst-Druse ist eine Quarzvarietät und verfügt über eine Ansammlung von Amethystkristallen. Legen Sie Ihren Stein auf die Amethyst-Druse. Die Druse verfügt über eine große Konzentration an Quarz und viel fein verteiltem Eisen. Durch diese Kraft wird die gespeicherte Energie des Heilsteins beseitigt. Lassen Sie den Stein über Nacht auf der Amethyst-Druse liegen. Der Amethyst reinigt sich über seine Spitzen selbst und muss nicht entladen werden. Steine können auch entladen werden, indem Sie mit **Rauch** gereinigt werden. Geeignete Mittel zum Räuchern sind unter anderem Weißer Salbei, Rosenholz oder Weihrauch.

Wirksamer Nebeneffekt: Mit dieser Methode können Sie auch gleich Ihr ganzes Zimmer oder Ihre Wohnung räuchern, um schädliche Energien zu beseitigen. Die Steine sollen jeweils eine halbe Minute in den reinigenden Rauch gehalten werden. Diese Methode ist besonders gut für die Steine geeignet, die nicht mit Wasser in Berührung kommen dürfen.

Eine ähnlich wirksame Methode ist das Reinigen über eine **Klangschale**. Dazu wird der Stein in die Klangschale gelegt und diese angeschlagen. Die Frequenz soll das Energiefeld des Steines klären und diesen somit entladen.

Auch **Mondlicht** kann dabei helfen, Heilsteine zu entladen. Mondlicht, besonders das des Vollmondes, bringt eine heilsame, loslassende Energie mit sich. Zunehmender Mond hat viel Kraft und lädt den Stein mit Tatendrang auf, abnehmender Mond ist sanfter und fördert noch mehr das Loslassen. Der Stein kann hier über Nacht bei Vollmond an eine Stelle gelegt werden, auf die der Mond scheint.

Heilsteine wieder neu aufladen

Nachdem Sie Ihren Heilstein gereinigt und entladen haben, möchte der Heilstein auch wieder mit neuer Energie aufgeladen werden. Auch hier gibt es mehrere Methoden.

Wie auch beim Entladen des Steins kann ein **anderer Heilstein** beim Wiederaufladen helfen. Hier eignet sich besonders gut der **Bergkristall.** Legen Sie dazu den entladenen Stein in eine Schüssel voll Bergkristallsplitter oder legen Sie beide Steine gemeinsam in ein Wasserbad.

Achtung:

Hierzu muss der aufzuladende Stein mit Wasser verträglich sein. Bergkristall hat eine besonders neutrale Wirkung und kann Steine sehr schnell wieder aktivieren.

Auch Hämatit-Trommelsteine können zum Wiederaufladen verwendet werden, indem der Stein in eine Schale mit Trommelsteinen gelegt wird.

Heilsteine können in der **Sonne** aufgeladen werden. Am besten eignet sich dazu die auf- oder untergehende Sonne. Der Stein darf für etwa eine halbe Stunde in der Sonne liegen und so neue Energie tanken. Direkte Sonneneinstrahlung zur Mittags- oder Nachmittagszeit sollte unbedingt vermieden werden, denn dies kann den Stein angreifen. Sie können auch den **Mond** zum Wiederaufladen der Heilsteine nutzen. Achten Sie dafür auf die unterschiedlichen Eigenschaften der Mondphasen wie oben beschrieben.

Der Stein kann zum Zweck der Aufladung auch **gesegnet** werden. Sprechen Sie den Stein dazu an und bedanken Sie sich bei ihm für die wohltuende Energie, die er gespendet hat und spendet.

Heilsteine können zudem durch **Wärme** aufgeladen werden. Schließen Sie dazu die Augen, setzen Sie eine Intention, mit welcher Energie Sie den Stein aufladen möchten, und schließen Sie den Stein in Ihre Handflächen ein. Lassen Sie ihn in den Händen gleiten, bis er ganz warm ist. Sie können den Stein alternativ auch in warmen Sand legen.

Heilsteine von A-Z

Achat

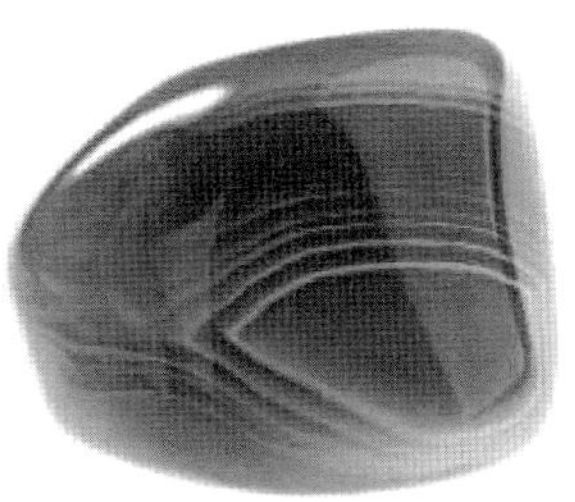

Farbe/Aussehen: Verschiedenfarbig, kennzeichnende „Bänder“

Familie: Quarz (trigonal, primär/sekundär)

Geschichte und Bedeutung: Die besondere Färbung des Achats entsteht durch die aufeinanderfolgende Ablagerung verschiedener Quarzschichten in Gesteinshohlräumen. Bei der Entstehung dieses populären Schutzsteines werden auch Chrom, Eisen und Mangan eingelagert, die zur individuellen Bänderung des Achates beitragen. Schon seit der Antike hat dieser besondere Stein den Ruf, als Schutzstein böse Energien abwehren zu können und Macht und Reichtum zu fördern. Im alten Griechenland verwendete man ihn als Schmuck in Kunstgegenständen, die Ägypter und Römer trugen den Achat oft als Glücksbringer bei sich. Die Farbe des Achats kann durch Brennen geändert werden, was schon im alten Byzanz genutzt wurde, um andere Farben hervorzubringen.

Wirkung: Da der Achat sich je nach Ablagerungen unterschiedlich zusammensetzt und auch anders aussieht, kann er auch verschiedene Heilwirkungen annehmen. Er ist der Stein der **Sicherheit**, der **Stabilität** und der inneren **Balance**. Auf seelischer Ebene **hält** er **negative Energie fern** und **fördert Selbstakzeptanz und -bewusstsein**. Er unterstützt die geistigen Fähigkeiten zur **Konzentration** und dem rationalen, analytischen **Denken**. Körperlich wirkt er besonders auf die **Augen, Blutgefäße und Haut**. Der Achat gilt darüber hinaus als Schutzstein der Schwangeren. Seine Wirkung entfaltet sich langsam, dafür aber umso stärker.

Pflege und Anwendung: Der Achat sollte etwa einmal im Monat unter fließendem Wasser entladen werden. Er kann über Nacht mit einem Bergkristall aufgeladen werden. Seine Wirkung entfaltet er am besten, wenn er auf das Herz oder den Bauch gelegt wird. Für Edelsteinwasser ist er geeignet.

Alabaster

Farbe/Aussehen: weiß

Familie: Gips (monoklin, sekundär)

Geschichte und Bedeutung: Der Stein entsteht durch die Verdunstung abgeschlossener Wasserbecken und ist somit besonders in der Gegend heißer Quellen und Thermen zu finden. Er hat eine äußerliche Ähnlichkeit mit Marmor, obwohl er weicher ist und nicht die typische Maserung des Marmors aufweist. Der Alabasterstein wurde schon bei den alten Ägyptern zur Herstellung von Gefäßen und Gegenständen verwendet. Seine erste Beschreibung erfolgte bereits bei dem griechischen Naturforscher Theophrastos (371–287 v. Chr.), der ihm vermutlich den Namen in Anlehnung an die ägyptische Stadt Alabastron gab. Im 19. Jahrhundert wurde Alabaster in Apotheken als Mittel zur Durststillung und Fiebersenkung verkauft. Auf die seidige weiße Farbe des Alabasters geht das Sprichwort „Weiß wie Alabaster“ zurück.

Wirkung: Alabaster hilft, die Balance zu finden, indem er bestimmte energetische Prozesse hemmt. Er sorgt für eine **stärkere Kontrolle der Gefühle** und **verhindert Gefühlsausbrüche**, indem er beruhigend auf Sensibilität wirkt. Geistig fördert er die **bewusste Wahrnehmung** bereits bestehender Muster. Alabaster kann zudem körperlich **Muskelverhärtungen lösen, Gewebe festigen und Knorpel und Knochen stärken**.

Pflege und Anwendung: Dieser Stein sollte einmal im Monat unter fließendem Wasser gereinigt werden. Wenden Sie den Alabaster nicht zu lange an, da dies Muskelverhärtungen begünstigen kann. Im Steinkreis entfaltet er seine ideale Wirkung. Da der Alabaster sehr porös und wasserempfindlich ist, soll er nicht für Heilsteinwasser verwendet werden.

Amethyst

Farbe/Aussehen: violett

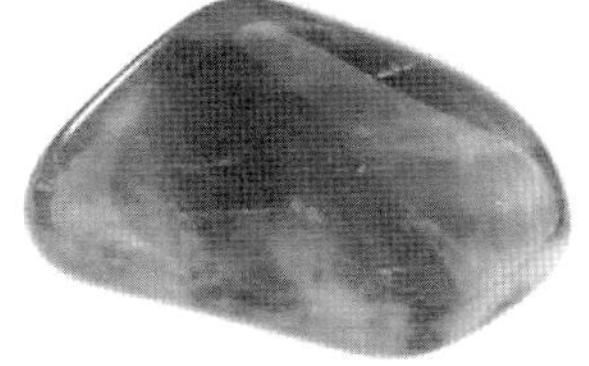

Familie: Quarz (trigonal, sekundär)

Geschichte und Bedeutung: Der stark violett schimmernde Heilstein wurde bereits von den alten Griechen getragen, um sich vor Trunkenheit, bösen Gedanken und falschen Freunden zu schützen.

Wirkung: Der Amethyst hat eine starke **reinigende Funktion**, die sich auch auf andere Edelsteine auswirken kann. Es wird zwischen links- und rechtsdrehenden Kristallen unterschieden, die in ihrer Wirkung auf die Geschlechter unterschiedlich sind. Rechtsdrehende Kristalle werden als „männlich" bezeichnet und sind an ihren zulaufenden Spitzen erkennbar; linksdrehende Kristalle sind „weiblich" und können an ihren Kanten erkannt werden. Sie haben ihre jeweils stärkste Wirkung auf das gegenteilige Geschlecht. Amethysten haben eine stark reinigende Wirkung. Seelisch **klären** sie die Sicht, helfen, Dinge **besser wahrzunehmen** und **Trauer und Kummer zu überwinden**. Geistig **fördern** sie **Konzentration, Bewusstsein und das konstruktive Denken**. Auf körperlicher Ebene wird er bei **Migräne genutzt**, er ist gut für die **Haut** und **kann Schmerzen und Verspannungen lindern**. Auch die **Fantasie** wird durch die lösende Kraft des Amethysten gefördert.

Pflege und Anwendung: Der Amethyst eignet sich sehr, um ihn als Druse im Raum aufzustellen. Hier kann er Raumenergie reinigen und auch als Aufladungspunkt anderer Steine verwendet werden. Amethysten eignen sich zur Herstellung von Edelsteinwasser, das auf nüchternen Magen getrunken werden sollte.

Achtung: Der Amethyst darf niemals in der Sonne aufgeladen werden, da die UV-Strahlung seine Farbe zerstört.

Apatit, Blau

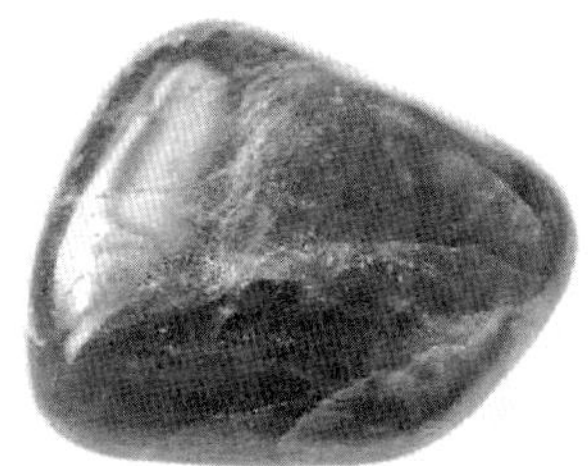

Farbe/Aussehen: blau

Familie: Calciumphosphat (hexagonal, primär/tertiär)

Geschichte und Bedeutung: Der Apatit, ein wunderschöner Stein, der in vielen verschiedenen Farben vorkommen kann, hat seinen Namen aus dem Altgriechischen. Er bedeutet so viel wie „Täuschung", da er mit vielen anderen Edelsteinen verwechselt werden kann – unter anderem Beryll, Aquamarin und Calcit. Der blaue Apatit erhält seine Farbe durch Mangan.

Wirkung: Der Apatit ist der **Motivationsstein**. Er kann **Apathie und Müdigkeit lindern** und **schenkt Antrieb und Abwechslung**. Seelisch **stabilisiert** er **bei Antriebslosigkeit**, vor allem nach besonderer Verausgabung. Auf geistiger Ebene kann er die **Eigenständigkeit fördern** und zu **mehr Zielstrebigkeit** führen. Er **unterstützt** körperlich vor allem **bei Knochenbrüchen, Arthrose und Osteoporose**. Außerdem **entsäuert** er **den Körper**.

Pflege und Anwendung: Apatite sollten einmal in der Woche unter fließendem Wasser gereinigt werden. Sie können in der Sonne oder über einen Bergkristall wieder aufgeladen werden. Einen besonders guten Effekt erzielen Sie über die Herstellung von Heilsteinwasser, das innerlich aufgenommen werden kann.

Apophyllit, Farblos

Farbe/Aussehen: transparent, klar

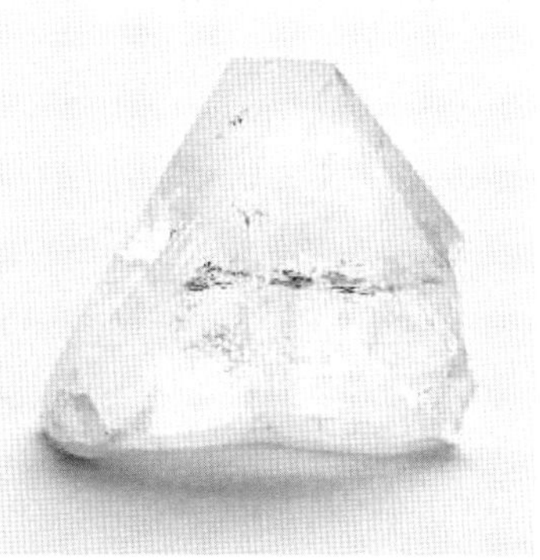

Familie: Schichtsilikat (tetragonal, sekundär)

Geschichte und Bedeutung: Seinen Namen hat der Apophyllit durch seine Hitzeempfindlichkeit erhalten. Er bedeutet so viel wie „Entblättern“ – bei großer Hitzeeinwirkung wurde bemerkt, dass dieser Stein abblätterte. Nichtsdestotrotz handelt es sich bei diesem Stein um einen sehr kräftigen und beliebten Schutzstein, der Mut und Aufrichtigkeit fördert. Er bildet sich in vulkanischem Gestein und alpinen Schlunden.

Wirkung: Der Apophyllit ist der Stein der Offenheit und Aufrichtigkeit. Seelisch zeigt sich seine Wirkung, indem **Unsicherheiten überwunden** werden können. Er gibt die **Fähigkeit, sich zu öffnen** und sein wahres Ich zu zeigen. Auch geistig kann der Stein öffnen, indem **Sorgen und Gedanken besser losgelassen werden**. Körperlich **löst** er die **Atemwege, kann bei Hautproblemen helfen** und wird bei **Asthma** zur Unterstützung eingesetzt. Auch **Allergien** werden durch den Apophyllit gemildert.

Pflege und Anwendung: Entladen Sie den Apophylliten unter klarem, fließendem Wasser und laden Sie ihn mithilfe eines Bergkristalls wieder auf. Er kann auf die Haut gelegt werden oder wird nah am Körper getragen. Eine seelische Wirkung wird allerdings oft schon durch eingehendes Betrachten erzielt. Er ist für die Herstellung von Heilsteinwasser geeignet.

Aquamarin

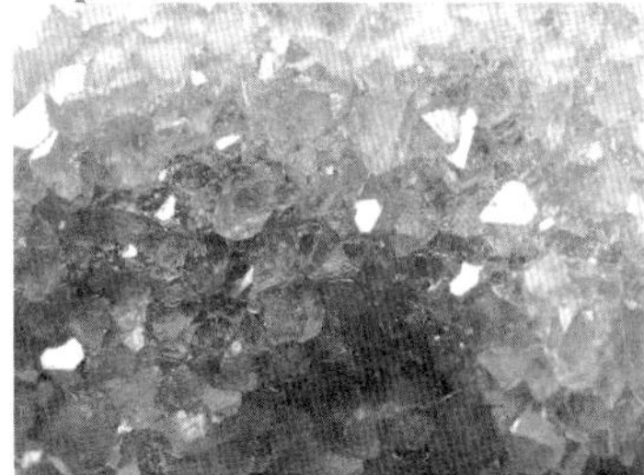

Farbe/Aussehen: blau bis grün

Familie: Eisenhaltiger Beryll (hexagonal/primär)

Geschichte und Bedeutung: Der Aquamarin ist schon seit Jahrhunderten als Schutzstein bekannt. Man sagt, der Stein komme aus der Schatztruhe einer Meerjungfrau. Im arabischen Raum wurde der Stein als Freudenbringer angesehen, in Griechenland stand er für Glück, Reinheit und Liebe. Man sagt dem Aquamarin außerdem nach, dass er zwischen Wahr und Falsch unterscheiden könne und so vor falschen Freunden schützt. Er ist der Schutzstein der Seefahrer und wirkt gegen Seekrankheit.

Wirkung: Aquamarin gilt als Stein der Voraussicht und des Friedens. Auf seelischer Ebene gibt er Ihnen Leichtigkeit, aber auch Ausdauer und Disziplin. Im Geiste regt dieser Stein an, Unerledigtes zu vollenden. Auf körperlicher Ebene kann der wunderschöne Schutzstein bei Allergien und Heuschnupfen helfen, allerdings auch bei Beschwerden der Atemwege und der Harnblase.

Pflege und Anwendung: Entladen können Sie den Aquamarin unter fließendem Wasser, am besten täglich. Einmal in der Woche kann er zum Wiederaufladen in die Sonne gelegt werden. Aus dem Aquamarin gefertigte Ketten können mit Hämatit- und Aquamarin-Trommelsteinen über Nacht entladen werden. Der Aquamarin ist wasserbeständig und eignet sich sehr gut für die Herstellung von starkem Edelsteinwasser.

Aragonit

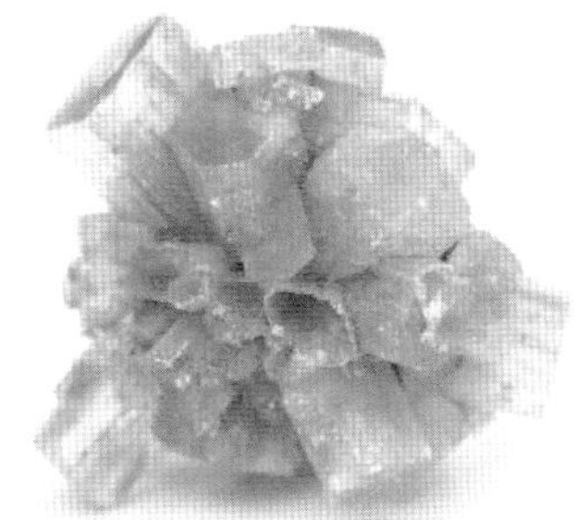

Farbe/Aussehen: orange und braun

Familie: Calciumcarbonat (rhombisch, sekundär)

Geschichte und Bedeutung: Der Aragonit wurde im Mittelalter als Schmuckstein verarbeitet, aber auch zu Heilungszwecken genutzt. Sein Äußeres lädt dazu ein, ihn mit dem Onyx oder Calcit zu verwechseln, weswegen Sie hier im Handel vorsichtig sein müssen. Namensgebend für diesen Heilstein ist der Fluss Rio Aragon in Spanien, wo er zum ersten Mal entdeckt wurde.

Wirkung: Der Aragonit gilt als Stein der konstanten Entwicklung. Er wirkt auf die **Seele stärkend** bei Überforderung und **gleicht Belastungen aus**. Dem Geist hilft er, korrekte **Einschätzungen zu treffen** und entsprechend dieser zu handeln. Seine **Kraft wirkt dem Aufgeben entgegen** und hilft, Dinge zu vollenden. Auch körperlich zeigt er Wirkungen auf die **Beständigkeit**: Er kann die **Verdauung fördern, stärkt Zähne, Knochen und Knorpel** und hat auch positive Auswirkungen auf die **Bandscheiben und Rheuma**.

Pflege und Anwendung: Der Aragonit darf mit direktem Hautkontakt getragen werden und wirkt gut als Handschmeichler. Entladen Sie den Aragoniten etwa zweimal im Monat unter fließendem Wasser und laden Sie ihn über Nacht wieder mithilfe eines Bergkristalls auf.

Aventurin, Grün

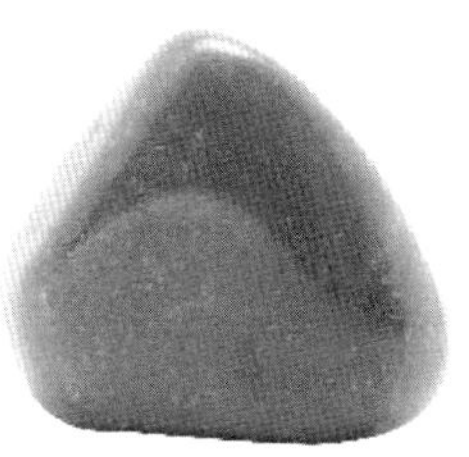

Farbe/Aussehen: dunkelgrün

Familie: Fuchsit-Quarz (monoklin/trigonal, tertiär)

Geschichte und Bedeutung: Im alten Griechenland wurde dieser Stein genutzt, um Mut und Optimismus zu verstärken. Sein Name bedeutet übersetzt in etwa „auf gut Glück", was auf die zahlreichen zufälligen Einschlüsse des Steins anspielt. Diese Einschlüsse erzeugen glitzernde Effekte im Aventurin-Stein.

Wirkung: Grüner Aventurin ist der Stein der Unbeschwertheit. Seine Energien helfen der Seele, **Nervosität abzubauen, besser mit Stress umzugehen** und auch den **Schlaf zu verbessern**. Geistig wirkt sich dieser **entspannende Effekt** positiv auf kreisende Gedanken aus, die besser losgelassen werden können. Auf körperlicher Ebene kann er helfen, **Herzinfarkte vorzubeugen und Ausschläge zu lindern**. Er **lindert** auch **Sonnenbrand**.

Pflege und Anwendung: Der Stein sollte etwa einmal im Monat unter fließendem Wasser gereinigt werden und kann in der Sonne wieder aufgeladen werden. Eine wirksame Möglichkeit, den Aventurin zu nutzen, ist, ihn über Nacht in Wasser einzulegen und dann am nächsten Morgen auf die betreffende Körperstelle zu legen oder zu kleben. Edelsteinwasser mit Aventurin ist in der Regel sehr mild.

Bergkristall

Farbe/Aussehen: klar, durchsichtig

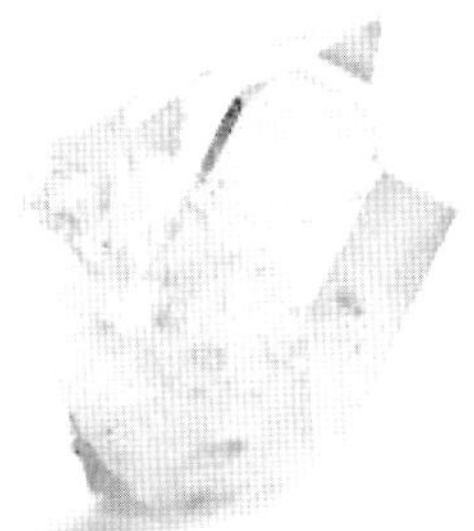

Familie: Quarz (trigonal, alle Bildungsbereiche)

Geschichte und Bedeutung: Der Bergkristall ist nicht nur einer der bekanntesten, sondern auch einer der wichtigsten Heilsteine überhaupt. Er hat die stärkste Entfaltungskraft, hilft also, Heilenergien von Ihnen selbst, aber auch von anderen Steinen zu entfalten und zu stärken.

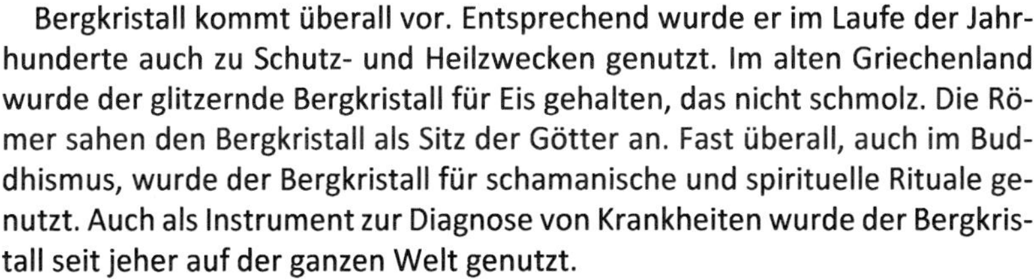

Bergkristall kommt überall vor. Entsprechend wurde er im Laufe der Jahrhunderte auch zu Schutz- und Heilzwecken genutzt. Im alten Griechenland wurde der glitzernde Bergkristall für Eis gehalten, das nicht schmolz. Die Römer sahen den Bergkristall als Sitz der Götter an. Fast überall, auch im Buddhismus, wurde der Bergkristall für schamanische und spirituelle Rituale genutzt. Auch als Instrument zur Diagnose von Krankheiten wurde der Bergkristall seit jeher auf der ganzen Welt genutzt.

Wirkung: Der Bergkristall ist der Stein des Lichts, er steht für Klarheit und Neutralität. Seine Energie ist dafür bekannt, die **Schwingungen** in seiner Umgebung zu **erhöhen**. Seelisch **stärkt** die Energie des Bergkristalls **den eigenen Standpunkt, die Erinnerung und verschafft Zugang zu unserem Selbst**. Auf geistiger Ebene kann er **Wahrnehmungen verbessern** und die **Bewusstheit stärken**. Außerdem bringt er **Klarheit ins Denken**. Körperlich fördert der Bergkristall den Energiefluss und wirkt sich entsprechend auch positiv auf die Nerven und das Gehirn aus. Auch Drüsen werden durch ihn positiv beeinflusst. Schmerzen können gelindert und Schwellungen verringert werden.

Pflege und Anwendung: Der Bergkristall hat eine starke energetische Kraft, darf aber zweimal die Woche unter fließendem Wasser gereinigt und auf einer Amethyst-Druse wieder aufgeladen werden. Heilsteinwasser mit Bergkristall ist sehr beliebt.

Bernstein

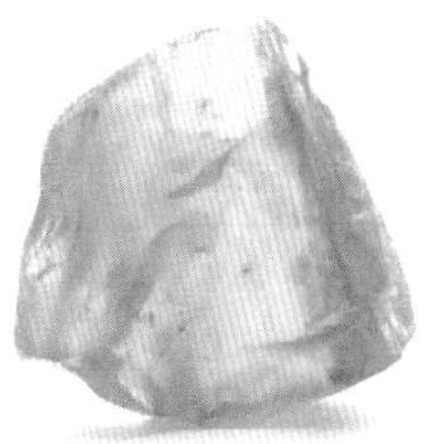

Farbe/Aussehen: rötlich-golden

Familie: fossiles Harz (organisch, amorph, sekundär)

Geschichte und Bedeutung: Der Bernstein ist einer der am längsten als Kunst- und Schmuckstück verwendeten Heilsteine. Bereits in der Bronzezeit wurde mit ihm gehandelt. Bernstein lädt sich durch Reibung elektrostatisch auf, weswegen er im antiken Griechenland unter anderem als Kleiderbürste genutzt wurde. Im Mittelalter wurde er genutzt, um böse Energien und Dämonen zu vertreiben und die Menschen vor ihnen zu schützen. Robert Koch (1843–1910), seines Zeichens Mikrobiologe und Mediziner, fand bei der Untersuchung des Bernsteins schließlich heraus, dass Bernsteinsäure eine immunstärkende Wirkung haben kann. Bis heute wird Bernsteinsäure zu diesem Zweck in der Pharmaindustrie verwendet.

Wirkung: Der Bernstein ist der Stein der Liebe und der Tapferkeit. Er kann auf **emotionaler Ebene helfen**, die eigene Wesensart zu stärken und zu bewahren. Er **schützt vor emotionaler Verletzung** und **lindert Ängste**. Auf geistiger Ebene regt er zu **Entschlossenheit** an und ermutigt. Mit ihm ist **Tatkraft** verbunden, aber auch **Kreativität**. Körperlich **lindert** er **Herzbeschwerden, kann** den **Blutdruck regulieren** und ist auch bekannt dafür, **Erkrankungen der männlichen Genitalien** zu **lindern**.

Pflege und Anwendung: Der Stein kann unter fließendem Wasser gereinigt werden, vor allem dann, wenn er sich bei Kontakt mit der Haut nicht mehr erwärmt.

Achtung:

Legen Sie den Bernstein niemals in die direkte Sonne, denn hier wird er brüchig. In der sanften Morgensonne kann er aber wieder aufgeladen werden. Bernstein ist beliebt zur Herstellung von Heilsteinwasser.

Beryll

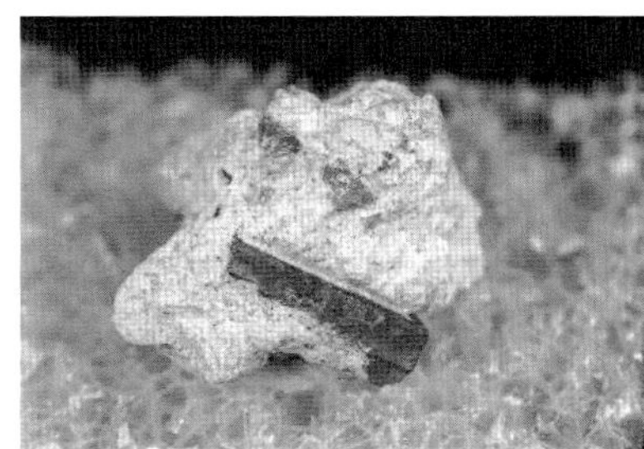

Farbe/Aussehen: rot

Familie: Beryll, mangan- und lithiumhaltig (hexagonal, primär)

Geschichte und Bedeutung: Der Beryll galt im jüdischen Glauben als Stein, der den Glauben an Gott stärkt. In der Johannesoffenbarung ist der Beryll, der achte der zwölf Grundsteine der Jerusalemer Mauer. Im alten Griechenland hingegen galt er als Stein, der Achtung und die Liebe in der Ehe wahren kann. Schon damals wurde festgestellt, dass dieser Stein die Fähigkeit hat, Licht zu brechen und umzuleiten. Beryll wird heutzutage in der Industrie verwendet – hier hat er eine hohe Bedeutung für feuerfeste Stoffe.

Wirkung: Roter Beryll steht für Dynamik und Kraft. Der Heilstein hilft seelisch dabei, **Antriebslosigkeit** zu **überwinden**. Er kann **Stärke** bei Überforderung leihen und **in Auseinandersetzungen unterstützend wirken**. Auf geistiger Ebene wirkt er **motivierend**, unangenehme und aufgeschobene Dinge zu erledigen. Körperlich wirkt er **stärkend auf Kreislauf und Nerven**. Auch die Folgen von dauerhaftem **Stress** können durch ihn **reduziert** werden.

Pflege und Anwendung: Den Beryll können Sie am besten auflegen oder ihn als Heilsteinwasser zu sich nehmen. Reinigen Sie den Beryll unter klärendem, fließendem Wasser und laden Sie ihn über Nacht mit Hämatit-Trommelsteinen wieder auf.

Calcit, Gelb („Zitronencalcit")

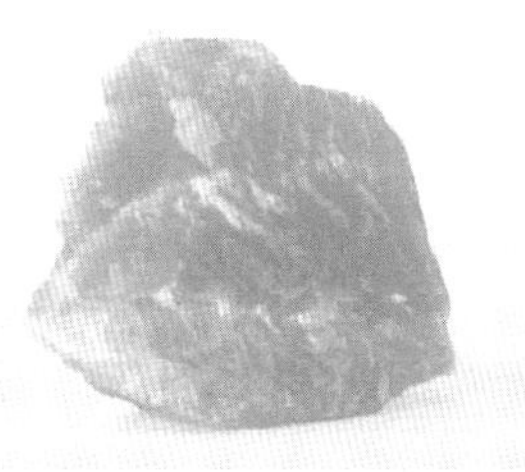

Farbe/Aussehen: hellgelb

Familie: Calciumcarbonat, eisenhaltig (trigonal, sekundär)

Geschichte und Bedeutung: Calcit findet man auf der ganzen Erde, da Calcium in hoher Zahl in der Erdkruste enthalten ist. Calcite werden daher vielfach in der Industrie verwendet. Pharmakologisch wird das Calcium häufig als Mittel zur Stärkung der Knochen genutzt. Calcit wird aber auch gerne zur Farbherstellung, als Dünger oder für Baustoffe verwendet. Gelber Calcit ist nur eine Form vieler verschiedener Calcite, die ein weites und großes Farbspektrum haben.

Wirkung: Der Zitronen- oder auch Honigcalcit ist der Stein zur **Steigerung des Selbstwertgefühls**. Er kann seelisch die **Sicherheit stärken** und **Selbstwert und Lebensfreude steigern**. Außerdem wirkt er stärkend auf die **eigene Intuition**. Auf geistiger Ebene fördert er die **Standfestigkeit** bei Disputen und Auseinandersetzungen. Den Körper **regt** er auf der Ebene der **Verdauung an**. Er kann die **Nährstoffaufnahme fördern** und ist dafür bekannt, auch den **Stoffwechsel anzuregen**. Darüber hinaus ist er **stärkend für Haut, Knochen, Bindegewebe und die Zähne**.

Pflege und Anwendung: Gelber Calcit kann einmal im Monat unter lauwarmem, fließendem Wasser gereinigt werden. Er hat eine besondere Wirkung, wenn er zu Salbe verarbeitet wird. Auch für Edelsteinwasser kann er genutzt werden.

Chalcedon

Farbe/Aussehen: hellblau und weiß

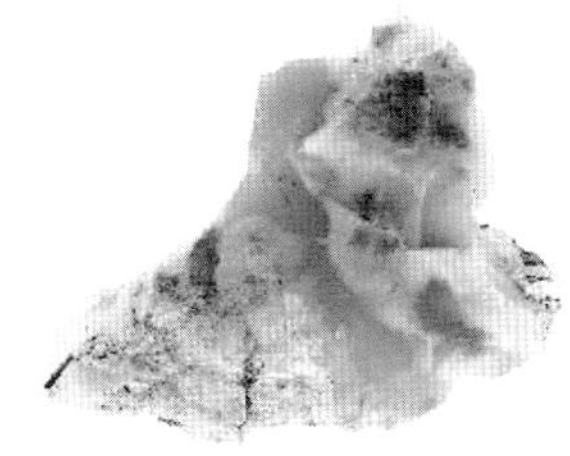

Familie: Quarz, Siliciumdioxid (trigonal, primär)

Geschichte und Bedeutung: Der Chalcedon wurde am Bosporus schon in der Steinzeit zur Herstellung von Waffen genutzt. Im Altertum wurde Chalcedon dann vor allem zur Erstellung von Schmuckstücken und Kunstgegenständen genutzt. Man sagt außerdem, dass der berühmte griechische Redner Demosthenes den Chalcedon in den Mund nahm, um Sprach- und Redeübungen durchzuführen.

Auch im alten Tibet fand der Chalcedon Verwendung: Hier wurde angenommen, dass dieser besondere Stein vor Unzufriedenheit schützen kann. In der Bibel ist der Chalcedon der dritte der zwölf Grundsteine der Jerusalemer Mauer in der Johannes-Offenbarung.

Wirkung: Der Chalcedon ist der Stein der Kommunikation und Rhetorik. Er hilft auf seelischer Ebene, den **Selbstausdruck** und die **innere Ruhe zu stärken**. Dem Geiste kann er helfen, besser **hinzuhören**, aber auch zu **verstehen** und sich selbst **mitzuteilen**. Dem Körper hilft dieser Stein, den **Lymphfluss** zu **fördern**. Er zeigt außerdem **positive und aktivierende Wirkung auf Schilddrüse, Nieren und Blase**. **Heiserkeit** und **Allergien** werden ebenfalls durch ihn abgewehrt.

Pflege und Anwendung: Der Chalcedon sollte zumindest einmal im Monat gereinigt werden. Dafür kann er unter fließendem, lauwarmem Wasser abgespült werden und mithilfe eines Bergkristalls wieder aufgeladen werden. Am besten wirkt er, wenn er über längere Zeit direkten Hautkontakt hat. Chalcedon-Essenz wird hergestellt, indem der Chalcedon mit einem Bergkristall gemeinsam über Nacht in Wasser eingelegt wird.

Citrin

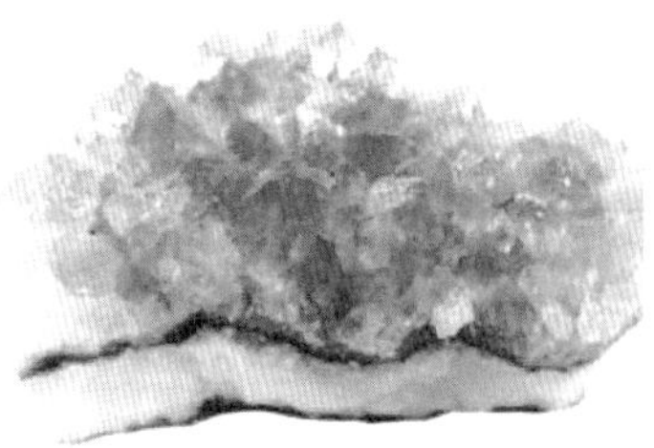

Farbe/Aussehen: gelb-orange

Familie: Quarz, eisenfrei oder eisenhaltig (trigonal, alle Bildungsbereiche)

Geschichte und Bedeutung: Der wunderschöne gelb-orange Citrin hat seinen Namen von den Citrus-Früchten erhalten, denen er so ähnlich sieht. Auch wegen dieser Farbe war er schon im Mittelalter als Sonnen- und Lebensstein bekannt, der Freude bringt. Man sagte schon damals, dass seine Heilkraft stärker ist, je intensiver seine Farbe ist.

Wirkung: Der Citrin ist der Stein des Lebensmutes. Seelisch hilft er dabei, **Depressionen und negative Gefühle zu lindern**. Er **schenkt Lebensfreude** und **stärkt den Ausdruck des eigenen Selbst**. Auf geistiger Ebene kann er zu mehr **Entschlossenheit** führen und die **Konzentration stärken**. Körperlich **stärkt** er den **Magen**, **kräftigt die Milz** und **stabilisiert die Bauchspeicheldrüse**. Er wirkt wärmend und kann auch das **Leistungsvermögen erhöhen**.

Pflege und Anwendung: Der Citrin sollte nach jeder Anwendung unter klarem Wasser gereinigt werden. Sie können den Stein über Nacht auf einer Amethyst-Druse aufladen. Die körperliche Wirkung des Citrins wird am besten über direktes Auflegen des Steines erzielt. Geistige Kräfte können durch Meditation erlangt werden. Mit Citrin hergestelltes Edelsteinwasser ist sehr stark und muss daher gut eingeteilt werden.

Cordierit

Farbe/Aussehen: blau-violett

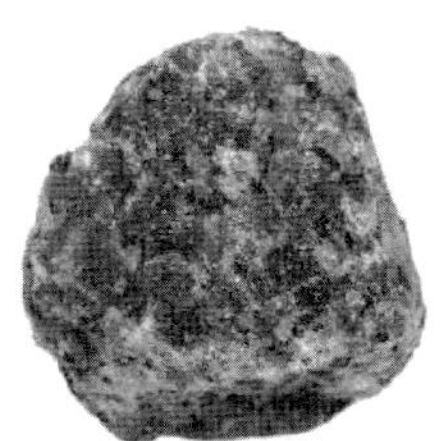

Familie: Aluminium-Ringsilikat mit Hämatit-Einlagerungen (rhombisch, tertiär

Geschichte und Bedeutung: Der Cordierit wurde nordischen Legenden zufolge von den Wikingern dazu genutzt, auf See zu navigieren. Man sagte ihm nach, er könne den Standpunkt der Sonne bei bedecktem Himmel ermitteln. Cordierit ist ein Kristall, der dank seiner speziellen Beschaffenheit je nach Lichteinfall unterschiedliche Farben zeigen kann. Heutzutage findet er besonders in der Keramikherstellung einen großen Nutzen.

Wirkung: Dieser Stein steht für Überwindungskraft. Cordierit kann der Seele **Hoffnung** schenken, auch in Situationen, die schwierig sind. Er kann die Fähigkeit fördern, **Niederlagen** besser zu **verarbeiten**, indem geistiger Nutzen aus ihnen gezogen wird. Körperlich wirkt er **krampflösend**. Schwächeanfällen kann durch den Cordierit geholfen werden. Auch die **Leistungsfähigkeit und der Kreislauf** können durch den Cordierit **stabilisiert werden**.

Pflege und Anwendung: Entladen Sie den Stein einmal pro Woche unter fließendem, lauwarmem Wasser und laden Sie ihn für eine Stunde in der Sonne oder mit einem Bergkristall auf. Der Cordierit wirkt am besten über längere Zeit nah am Körper getragen. Die Herstellung von Edelsteinwasser mit Cordierit ist möglich.

Fluorit

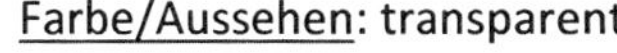

Farbe/Aussehen: transparent

Familie: Calciumfluorid (Halogenide, kubisch, primär/sekundär)

Geschichte und Bedeutung: Dem Fluorit werden schon seit vielen Jahrhunderten heilsame Kräfte zugesagt. Man sagt, er habe Eigenschaften aller Edelsteine, denn seine Farbvariationen sind sehr vielseitig. Das erste Mal beschrieben wurde der glasartige Stein bereits im 15. Jahrhundert. Fluorit kann gut gefälscht werden, weswegen Sie auch heute noch darauf achten müssen, einen vertrauenswürdigen Händler für diesen Edelstein zu finden.

Wirkung: Der Fluorit ist ein sehr stabilisierender Stein, der **Ordnung und Reinigung** in Ihr Leben bringt. Er hilft der Seele mit Schuldgefühlen und erhöht die **emotionale Stabilität**. Auf geistiger Ebene kann er **Verwirrung beseitigen** und auch **kognitiv Ordnung schaffen** und halten. Bei körperlicher Anwendung zeigt er sich besonders wirksam für die **Haut** und die **Schleimhäute**. Auch das Gehirn, Nerven und Atemwirkungen werden positiv von ihm beeinflusst.

Pflege und Anwendung: Der Fluorit entfaltet seine größte Wirkung beim reinen Betrachten des Steins. Er sollte mindestens einmal in der Woche unter fließendem Wasser gereinigt werden. Aufladen können Sie ihn mit einem Bergkristall oder in der Sonne. Er kann zur Erstellung von Heilsteinwasser genutzt werden.

Hämatit

Farbe/Aussehen: schwarz, silbern, rötlich-braun

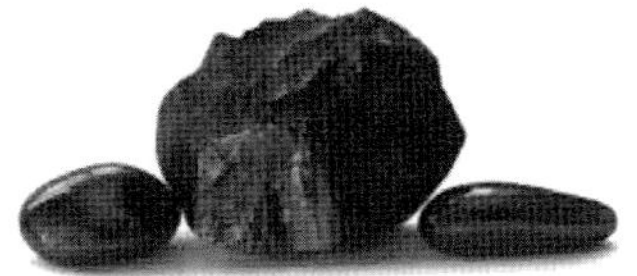

Familie: Eisenoxid (trigonal, sekundär/tertiär)

Geschichte und Bedeutung: Der Hämatit hat seinen Namen von der blutroten Farbe, die er hinterlässt, wenn er geschliffen wird. Aufgrund dieser Eigenschaft wurde dieser Stein bereits in der Steinzeit zum Malen von Höhlenbildern genutzt. Auch im alten Ägypten wurde Hämatit genutzt, allerdings als Schmuckstein. Als Heilstein wird der Hämatit schon sehr lange genutzt – und zwar als Hilfe zur Blutstillung und -bildung.

Wirkung: Der Hämatit gilt als Stein des Überlebens. Er ist der Schutzstein des Blutes und somit der Lebenskraft. Seelisch kann der Hämatit dazu beitragen, mehr nach verbesserten Lebensumständen zu streben. Dem Geist hilft er, die **eigenen Ziele** nachdrücklicher zu **verfolgen**, und er regt auch dazu an, diese zu verteidigen. Auf körperlicher Ebene hat er eine starke Wirkung auf die **Blutbildung**. Er **regt die Eisenaufnahme, den Kreislauf und die Durchblutung an** und **kräftigt** auf diese Weise auch **Muskeln**. Auch die Nieren werden durch den Hämatit gestärkt.

Pflege und Anwendung: Da der Hämatit die Blutbildung und den Kreislauf aktiviert, sollte der Stein nicht bei Entzündungen genutzt werden. Diese kann er nämlich verstärken. Er ist sehr wasserempfindlich und darf daher nicht zur Herstellung von Edelsteinwasser genutzt werden. Auch das Reinigen unter Wasser ist ausgeschlossen. Am besten wirkt er, indem er direkt auf die Haut gelegt wird.

Howlith

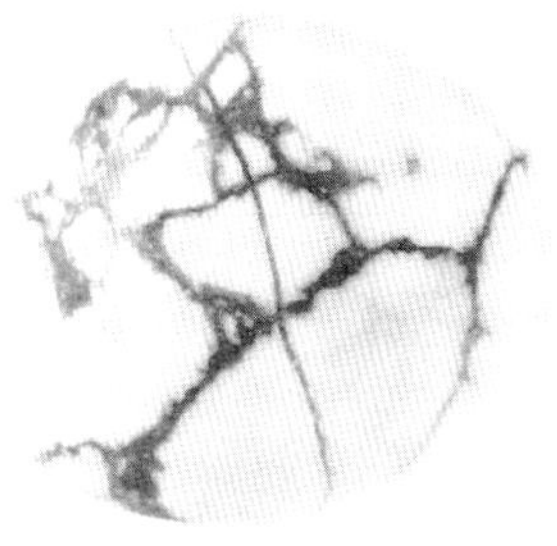

Farbe/Aussehen: weiß, mit feinen Maserungen

Familie: Calcium-Borsilikat (Inselsilikat, monoklin, sekundär)

Geschichte und Bedeutung: Der Howlith wurde lange Zeit mit dem Magnesit verwechselt, einem Stein, der ihm sehr ähnlich sieht. Strukturell unterscheiden sich diese beiden Steine jedoch sehr. Seine feinen Maserungen erinnern teilweise auch an Marmor. Der Howlith wurde in größeren Vorkommen in der kalifornischen Wüste entdeckt und hat seinen Namen nach seinem Entdecker, H. How, erhalten.

Wirkung: Howlithen stärken die Selbstständigkeit und Achtsamkeit. Dieser Stein inspiriert Sie, Ihr Leben selbst zu gestalten. Auf geistiger Ebene kann er die **Selbstkontrolle** fördern. Körperlich hilft er, den **Gleichgewichtssinn** zu stärken. Der Howlith kann bei **Übelkeit** helfen und das **Erbrechen erleichtern**. Außerdem ist er dafür bekannt, **Hautreizungen**, die von außen zugeführt wurden, zu lindern.

Pflege und Anwendung: Der Howlith sollte nach jedem Gebrauch unter fließendem Wasser gereinigt und mit einem Bergkristall wieder aufgeladen werden. Tragen Sie den Howlith direkt am Körper, wenn Sie die Wirkung am stärksten spüren wollen. Bei Übelkeit kann er an Hals oder Magen gelegt werden. Er darf zur Heilsteinwasser-Erstellung angewandt werden.

Jade

Farbe/Aussehen: grün

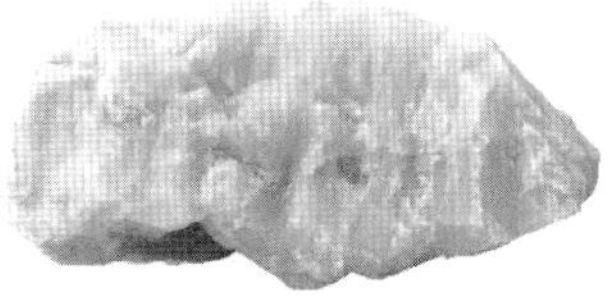

Familie: Kettensilikat der Pyroxen-Gruppe (monoklin, tertiär)

Geschichte und Bedeutung: Jade hat eine sehr lange und bedeutungsvolle Geschichte in fast allen antiken Hochkulturen. In Südamerika wurde der Edelstein sehr lange als Stein gegen Nierenerkrankungen genutzt, was ihm von den spanischen Kolonialisten den Namen „Nierenstein" einbrachte („pietra de ijada"). Allerdings wurde Jade schon zur Altsteinzeit zur Fertigung von Kunstgegenständen genutzt. Da es in China ein reiches Jade-Vorkommen gibt, entwickelte sich in der chinesischen Kultur ein regelrechter Jade-Kult. Hier symbolisierte Jade die sogenannten „fünf Haupttugenden": Bescheidenheit, Barmherzigkeit, Mut, Gerechtigkeit und Weisheit.

Wirkung: Jade ist der Stein des Gleichgewichts. Er fördert den **Ausgleich** und die **Harmonie**. Seelisch gleicht er **Aktivität und Ruhe** aus. Geistig fördert Jade die eigene **Selbstverwirklichung** auf spielerische Weise. Auf den Körper wirkt er vielfältig: Er hat eine stark regulierende Wirkung auf die Nieren und Nebennieren, die für die **Adrenalinproduktion** verantwortlich sind. Auch die Nerven können durch Jade ausgleichende Effekte empfangen. Jade reguliert zudem den Wasser-, Säure-Basen- und Mineralstoffhaushalt.

Pflege und Anwendung: Zur Entladung reinigen Sie den Jadestein regelmäßig unter fließendem Wasser. Laden Sie Jade auf keinen Fall in der Sonne auf, dies hat schadhafte Wirkungen. Er darf über Nacht auf einer Amethyst-Druse aufgeladen werden. Legen Sie Jade auf die Stirn für eine seelische und auf die Nieren für eine körperliche Wirkung auf. Mit Jade kann ein Tee zubereitet werden. Hierzu muss zunächst kaltes Jadewasser angesetzt werden, denn Jade darf nicht mit heißem Wasser in Berührung kommen. Das fertige Heilsteinwasser (ohne den Stein) kann dann zur Teezubereitung genutzt werden.

Jaspis, Gelb

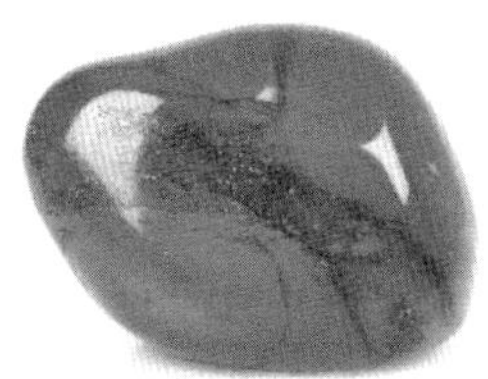

Farbe/Aussehen: gelb und braun

Familie: Quarz, limonithaltig (trigonal, sekundär)

Geschichte und Bedeutung: Der gelbe Jaspis kommt ursprünglich aus dem Orient. Im alten Griechenland galt er als Heilstein der inneren Harmonie, der vor allem Frauen eine ausgeglichene Schwangerschaft schenken sollte. Im alten Ägypten hingegen wurde der Jaspis in Kettenform genutzt, um die sexuelle Kraft zu steigern. Der Jaspis galt zudem in der Johannes-Offenbarung der Bibel als der erste der zwölf Grundsteine der Jerusalemer Stadtmauer.

Wirkung: Jaspis ist der Stein der Ausdauer und Willenskraft. Er kann der Seele helfen, **ausdauernd und beharrlich** zu bleiben. Geistig stärkt er die Fähigkeit, **Frustrationen** zu **verkraften** und **Erlebnisse** zu **verarbeiten**. Auf körperlicher Ebene **stärkt** er das **Immunsystem** und hilft, es langfristig zu stabilisieren. Er **regt die Verdauung an** und hat auch **reinigende und straffende Effekte auf das Bindegewebe**.

Pflege und Anwendung: Der gelbe Jaspis sollte nach jedem Gebrauch gereinigt werden. Dazu darf er unter lauwarmem, fließendem Wasser abgespült werden. Aufgeladen werden kann der Jaspis über Nacht mit einem Bergkristall. Direkt auf die Haut aufgelegt entfaltet er seine größte Kraft. Mit dem Jaspis kann Edelsteinwasser hergestellt werden, das eine Stunde vor der Mahlzeit getrunken werden kann.

Karneol

Farbe/Aussehen: orange-rot

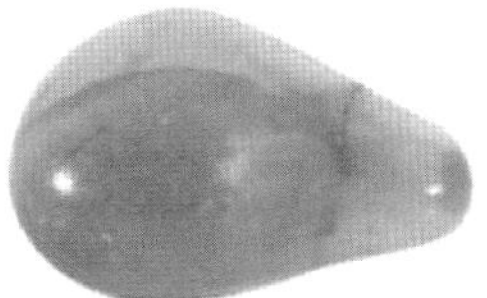

Familie: Chalcedon-Quarz (trigonal, primär/sekundär)

Geschichte und Bedeutung: Bereits 3500 v. Chr. wurden die ersten Kunstgegenstände mithilfe dieses bedeutungsvollen Steines erstellt. Der Karneol galt im alten Ägypten als „Lebensstein", von dem gedacht wurde, er könne die Lebenskräfte wiedererwecken. Aus diesem Grund hatte der Stein auch eine bedeutende Rolle in Bestattungsritualen und wurde den Toten zum Teil sogar mit in die Gräber gegeben. Man ging davon aus, dass der Karneol helfen würde, die Toten wiederzubeleben oder in einen neuen Lebenszustand zu führen.

Wirkung: Der Karneol gilt als Stein des Mutes. Auf seelischer Ebene kann er **Tatkraft bringen**, hilft, **Überwindung** zu leisten und die **Standfestigkeit** zu **stärken**. Auch hat er die Kraft, **gute Laune zu fördern**. Geistig stärkt er den eigenen **Idealismus**. Auch der Gemeinschaftssinn und pragmatisches Denken werden durch ihn angeregt. Entsprechend wirkt er sich körperlich auf die Blutqualität und den Stoffwechsel aus. Er **regt den Dünndarm und den Kreislauf an**.

Pflege und Anwendung: Entladen Sie den Karneol einmal im Monat unter fließendem Wasser. Wiederaufgeladen werden kann der Karneol in der Sonne. Dieser Stein ist geeignet zur Herstellung von Heilsteinwasser, welches kräftigend und vitalisierend wirkt.

Lapislazuli

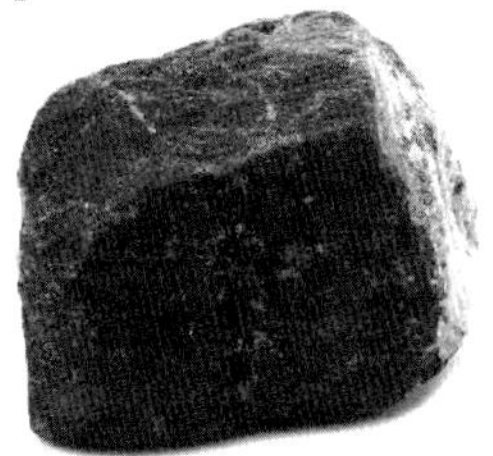

Farbe/Aussehen: tiefblau

Familie: Lasurit-Gestein (kubisch, tertiär)

Geschichte und Bedeutung: Der wunderschöne azurblaue Stein war für die alten Ägypter das Wertvollste, was sie einem Toten mit ins Grab geben konnten. Schon früh wurde dieser Stein auf den Handelsstraßen in verschiedene Länder gebracht und erfreute sich überall großer Beliebtheit für Schmuck und Kunstgegenstände. Viele Herrscher schmückten sich mit diesem Stein als Schutzpatron, auch dem altägyptischen Pharao Tutanchamun wurde Lapislazuli mit in die Totenmaske gegeben. Aufgrund seiner starken und kräftigen Pigmentierung nutzte man die Kraft des Steines auch für die Herstellung von Farbe für Make-up und Malereien. Im alten Indien wurde Lapislazuli als Heilstein gegen Epilepsie, Gallenbeschwerden und Hautkrankheiten genutzt.

Wirkung: Der Lapislazuli ist der Stein der Wahrheit. Er hilft der Seele, aufrichtig zu sein. Mit dem Lapislazuli kann man die eigene **Würde stärken**, außerdem steigert er **Kontaktfreudigkeit** und hilft, **Freundschaften zu schließen und zu halten**. Auf geistiger Ebene kann der Lapislazuli dabei helfen, die Wahrheit auszusprechen – aber andersherum auch, diese anzunehmen. Körperlich wird er vor allem bei **Beschwerden im Hals- und Kehlkopfbereich** genutzt, zum Beispiel für die Stimmbänder. Er hat eine heilende Wirkung auf **Nerven und Gehirn** und unterstützt die **Regulierung der Schilddrüse**.

Pflege und Anwendung: Entladen Sie den Lapislazuli über Nacht in einer Schale mit Hämatit-Trommelsteinen. Wieder aufgeladen werden kann er in der Sonne oder mithilfe eines Bergkristalls. Bei körperlichen Beschwerden darf der Lapislazuli direkt auf die betroffene Stelle gelegt werden. Bei Wirkung auf Geist und Seele erfolgt dies am besten über Auflegen auf die Stirn.

Malachit

Farbe/Aussehen: grün

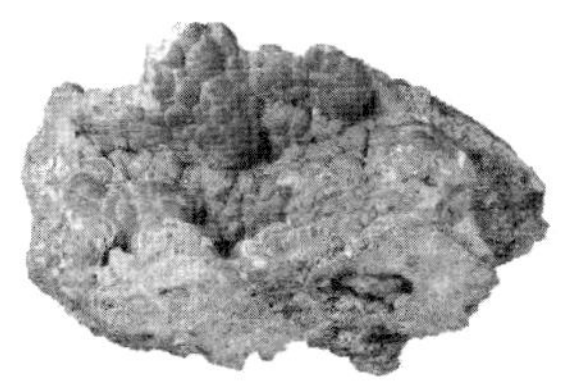

Familie: Kupfercarbonat, basisch (monoklin, primär/sekundär)

Geschichte und Bedeutung: Der Malachit wurde von Römern, Griechen, Ägyptern und sogar den Maya als Schmuckstein verwendet. Im alten Ägypten fertigte man aus diesem Stein aufgrund seiner intensiven Farbe auch Lidschatten. Im Mittelalter ging man davon aus, dass der Malachit Wehen lindern konnte, er wurde deshalb als sogenannter „Hebammenstein" genutzt. Bis heute wird der Stein genutzt, um Farbe herzustellen. Eine weitere Besonderheit des Malachits ist, dass er seine Farbe je nach Betrachtungswinkel ein wenig ändert.

Wirkung: Malachit ist der Stein des intensiven Lebens. Er fördert das Abenteuer und die Vorstellungskraft. Emotional kann er dabei helfen, die **Empfindsamkeit der eigenen Gefühle zu vertiefen**. Er soll auch bei **sexuellen Schwierigkeiten** helfen. Auf geistiger Ebene fördert er die **Entschlusskraft**, aber auch die **Vorstellungsgabe**. Im Körper wirkt er **anregend auf das Gehirn, die Leber und die Nerven**. Er hat eine **entgiftende Wirkung** und kann bei **Krämpfen und Menstruationsbeschwerden** helfen.

Pflege und Anwendung: Entladen Sie den Malachit über Nacht in einer Schale Trommelsteine und laden Sie ihn mit einem Bergkristall wieder auf. Legen Sie den Malachit nicht zu lange in ein Wasserbad, das kann seine Färbung mindern und den Glanz entfernen. Der Malachit darf nur zur äußeren Verwendung genutzt werden, denn aus ihm gewonnenes Wasser und Pulver sind giftig.

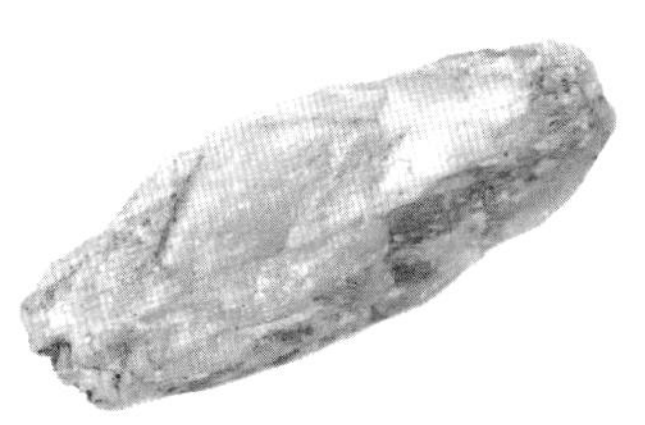

Farbe/Aussehen: weiß, beige

Familie: Feldspat (monoklin/triklin, primär)

Geschichte und Bedeutung: Mondsteine haben ihren Namen durch ihren besonderen Schimmer erhalten, der an den Mond erinnert. Er wird in vielen verschiedenen Ländern gefunden und ist schon lange als Schmuck- und Heilstein begehrt. Dem Mondstein wird aufgrund seines Aussehens nachgesagt, dass er ein besonders spiritueller Stein ist. Er wird als feminin beschrieben und soll dazu beitragen, Weiblichkeit zu fördern. Mondsteine sollen bei Mondsüchtigkeit – also dem Schlafwandeln – helfen.

Wirkung: Mondsteine gelten als Steine der Hellsichtigkeit. Seelisch helfen sie, das Gefühlsleben leichter zu machen. Der Mondstein hat eine besonders **kräftige Wirkung** auf den Geist und kann die höheren sozialen Sinne wie Empathie fördern. Körperlich soll er dazu beitragen, die Hormonzyklen in Einklang zu bringen und auch den **Schlaf-Wach-Rhythmus zu stabilisieren**. Er kann **Menstruationsbeschwerden** lindern und **nach der Geburt eine heilsame Wirkung** entfalten.

Pflege und Anwendung: Der Mondstein wird in einer Schale mit Hämatit-Trommelsteinen entladen und im Lichte des Vollmondes aufgeladen. Seine Wirkung wird am besten entfaltet, wenn er lange getragen wird. Auflegen erfolgt am besten auf Herz und Stirn. Er darf zur Zubereitung von Heilsteinwasser verwendet werden, welches kräftigend wirkt.

Obsidian

Farbe/Aussehen: schwarz

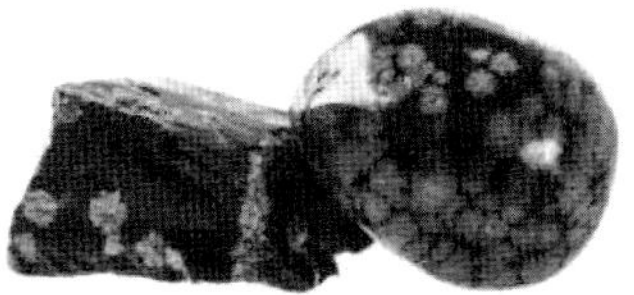

Familie: vulkanisches Glas, Siliciumdioxid (amorph, primär)

Geschichte und Bedeutung: Beim Obsidian handelt es sich um tiefschwarzes Vulkanglas. Die Ureinwohner Amerikas nutzten Obsidian, um aus ihm Skulpturen und Waffen zu erstellen. Auch in der Antike fertigte man aus Obsidian Waffen, seinen Namen erhielt er allerdings erst von dem Römer Obsius. Dieser brachte den faszinierenden Stein nämlich aus Äthiopien ins Römische Reich.

Wirkung: Der Obsidian ist der Stein der Auflösung. Er hat eine **überwältigende Kraft auf Emotionen** und hilft, **Traumata, Blockaden und Schock zu lösen**. Geistig kann er helfen, auch die negativen und dunklen Seiten des Selbst zu akzeptieren und zu integrieren. Fähigkeiten, die einem bislang verschlossen blieben, werden durch den Obsidian aktiviert. Körperlich wirkt er lösend auf **Schmerzen, Gefäßverengungen und auch Verspannungen**. Obsidian kann die **Wundheilung** beschleunigen und die Durchblutung fördern.

Pflege und Anwendung: Der Obsidian wird am besten einmal im Monat unter lauwarmem, fließendem Wasser entladen. Aufladen können Sie ihn in der Sonne oder mit einem Bergkristall. Die geistige und emotionale Wirkung des Steins entfaltet sich bereits durch das Betrachten, direkter Hautkontakt fördert die körperliche Wirkung. Obsidian-Heilsteinwasser kann ebenfalls hergestellt werden. Dies wirkt jedoch sehr kräftig, weswegen es sparsam eingenommen werden sollte.

Opal

Farbe/Aussehen: bläulich schimmernd

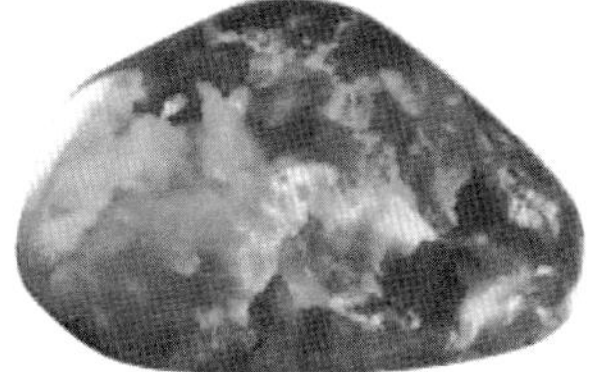

Familie: Opal (amorph, primär/sekundär)

Geschichte und Bedeutung: Der Opal spielte eine große Bedeutung in der Antike, besonders in der griechischen Mythologie. Ihm wurde nachgesagt, er sei aus den Tränen des Zeus entstanden und er hätte alle Eigenschaften der anderen Edelsteine bekommen. Der Opal stand seit jeher für die wahre Liebe und galt als stärkster Stein für die Seele. Im alten Indien wurde der Stein ebenfalls verehrt und als Glücksbringer genutzt. Opale haben eine große Varietät und können in allen möglichen Farben schimmern.

Wirkung: Der Opal ist der Heilstein des Gefühls. Seine Kraft hilft der Seele, ein besseres **Einfühlungsvermögen** zu bekommen und in **Einklang mit den eigenen Gefühlen zu gelangen**. Es heißt, durch den Opal könne ein jeder die **wahre Liebe** finden. Er kann dem Geist helfen, die **Kommunikation zu verbessern.** Das eigene Mitteilungsvermögen, aber auch das Verständnis für andere wird durch ihn gefördert. Körperlich hat er eine **blutdrucksenkende Wirkung**, auch **Fieber** kann durch ihn gelindert werden. **Wasserhaushalt, Lymphsystem und die Nieren werden durch die Kraft des Opals angeregt.**

Pflege und Anwendung: Der Opal entfaltet seine Kraft durch das bloße Ansehen, denn die wunderbaren Farbspiele sind wohltuend für Auge und Seele. Reinigen Sie den Opal regelmäßig unter lauwarmem und fließendem Wasser. Opale werden mit Bergkristallen wieder aufgeladen. Das Auflegen des Opals auf die betroffene Körperstelle hat eine ähnlich starke Wirkung und sollte alternativ eingesetzt werden. Wenn Zerstreutheit entsteht, soll der Stein beiseitegelegt werden.

Pyrit

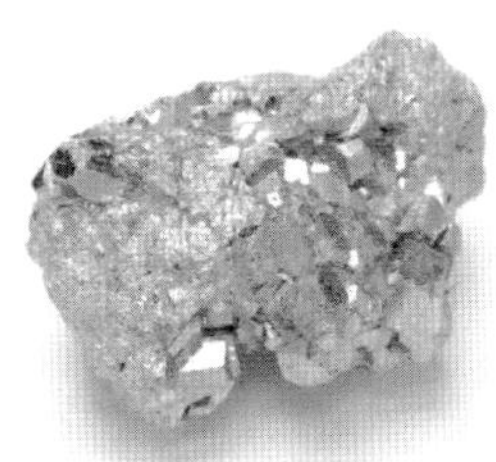

Farbe/Aussehen: metallisch, messingfarben

Familie: Eisensulfid (kubisch, alle Bildungsarten)

Geschichte und Bedeutung: Der Pyrit ist ein Feuerstein, der gemeinsam mit Zunder von den Menschen in der Steinzeit genutzt wurde, um Feuer zu entzünden. Da er golden glänzen kann, ist er auch als „Katzengold" oder „Narrengold" bekannt. Tatsächlich kann der Pyrit auch geringe Mengen an Gold enthalten, jedoch so wenig, dass ein wirtschaftlicher Nutzen ausgeschlossen ist.

Wirkung: Der Pyrit ist der Stein der Selbsterkenntnis. Er kann der Seele helfen, Geheimnisse und verborgene Erinnerungen aufzudecken. Er **öffnet den Geist, fördert Direktheit und Ehrlichkeit** und lässt die Zusammenhänge und Ursachen von Umständen und Krankheiten erkennen. Körperlich wirkt er auf die **Leber**. Auch andere **Entgiftungsprozesse** werden über eine Anregung des Darms und der Ausscheidung durch ihn angeregt.

Pflege und Anwendung: Entladen Sie den Pyrit einmal im Monat in einer Schale mit Hämatit-Trommelsteinen. Wieder aufgeladen werden kann der Pyrit mit einem Bergkristall. Der Pyrit sollte nie zu lange aufgelegt werden, als Schmuckstein eignet er sich nicht. Er leitet Wärme gut weiter, weswegen er in der Sonne aufgeheizt werden kann. Pyrit-Wasser ist giftig und darf daher keinesfalls erstellt oder getrunken werden.

Rhodonit

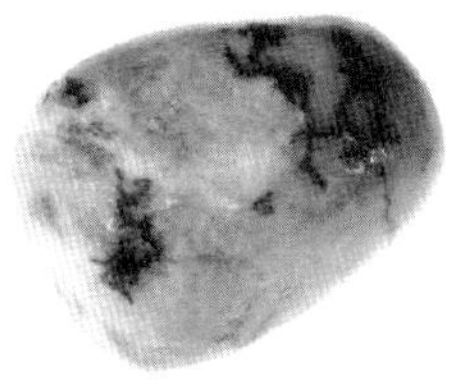

Farbe/Aussehen: rosa und schwarz

Familie: Calcium-Mangan-Kettensilikat (triklin, tertiär)

Geschichte und Bedeutung: Aufgrund seiner kräftigen rosa und rötlichen Farbe hat dieser Stein seinen Namen erhalten, der übersetzt so viel wie „Rose" heißt. Er gilt als „Erste-Hilfe-Stein" und wurde schon früh eingesetzt, um körperlich oder emotional verletzten Menschen zu helfen.

Wirkung: Rhodonit steht für die Wundheilung. Seelisch hilft er beim Prozess des Verzeihens. Er kann **Ärger und Angst auflösen** und **emotionalen Wunden beim Heilen helfen**. Auf geistiger Ebene **fördert** er das **gegenseitige Verständnis**. Körperlich hilft der Rhodonit, **Verletzungen zu heilen, Blutungen zu stillen und Wunden zu schließen**. Auch **Insektenstiche** können durch Rhodonit gelindert werden. Der Muskelapparat und das Herz-Kreislauf-System werden durch den Rhodonit ebenso unterstützt und auch bei **Magengeschwüren und Autoimmunerkrankungen** soll er gute Wirkung gezeigt haben.

Pflege und Anwendung: Der Rhodonit wird am besten zweimal im Monat unter fließendem Wasser entladen. Am besten lädt er in der Sonne wieder auf. Das Tragen des Rhodonits im Herzbereich entfaltet seine seelische Wirkung. Rhodonitwasser darf hergestellt werden, allerdings nur, wenn der Stein keine schwarzen Einschlüsse enthält – die schwarzen Einschlüsse bestehen aus Mangan und sind giftig!

Rosenquarz

Farbe/Aussehen: rosa

Familie: Quarz, kristallin (trigonal, primär)

Geschichte und Bedeutung: Rosenquarz galt schon immer als Stein der Liebe. In der griechischen Mythologie wurde er vom Eros, dem Gott der Liebe, auf die Erde gebracht. Dort sollte er den Menschen Liebe schenken. Auch in Kunstgegenständen und Schmuck fand der hellrosafarbene Stein bereits in der Antike Verwendung und erfreute sich großer Beliebtheit. Bis zum heutigen Tage gilt der Rosenquarz als Stein der Fruchtbarkeit.

Wirkung: Rosenquarz steht für Empfindsamkeit. Auf seelischer Ebene **erhöht** er das **Einfühlungsvermögen** und kann auch bei **sexuellen Problemen** helfen. Geistig hilft er, die **eigenen Sehnsüchte und Wünsche** zu verdeutlichen. Er kann aber auch dabei helfen, die **Bedürfnisse anderer sichtbar** zu **machen**. Auf körperlicher Ebene wirkt er besonders deutlich auf das **Herz und den Herzrhythmus**, den er harmonisiert. Diese **harmonisierende Wirkung** trifft ebenso auf die **Fruchtbarkeit und die Geschlechtsorgane** zu.

Pflege und Anwendung: Entladen Sie den Rosenquarz einmal wöchentlich unter fließendem Wasser oder in einer Schale mit Hämatit-Trommelsteinen. Aufgeladen werden kann der Stein mit einem Bergkristall über Nacht. Er ist für Heilsteinwasser geeignet und beliebt. Die Wirkung des Rosenquarzes entfaltet sich wundervoll, wenn er im Raum aufgestellt wird.

Saphir

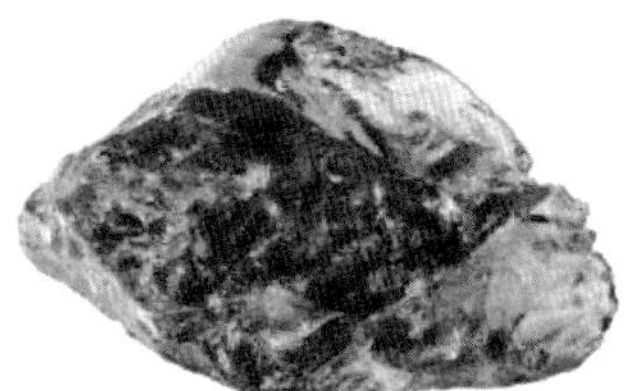

Farbe/Aussehen: blau

Familie: Korund, Aluminiumoxid (trigonal, primär/tertiär)

Geschichte und Bedeutung: Der Saphir fand bereits in der Bibel Erwähnung, wo er der zweite der zwölf Grundsteine der Jerusalemer Stadtmauer war. Saphire wurden im Mittelalter gegen Besessenheit eingesetzt, denn die Steine galten als Schutz für den Geist. Mittlerweile kann Saphir auch synthetisch hergestellt werden, wofür er eine große Bedeutung in Raumfahrt und Industrie erlangte. Saphire sind so hart, dass mit ihnen Ritze in fast alle Materialien (außer Diamanten) geschnitten werden können.

Wirkung: Der Saphir gilt als Stein der Geisteskraft und des Scharfsinns. Er soll emotional dabei helfen, innere **Ruhe** zu erlangen, die unerschütterlich ist. Auf den Geist wirkt er, indem er die **Gedanken bündeln und ausrichten** kann. Er hat eine besondere körperliche Wirkung auf die **Nerven**, die durch diesen Stein **beruhigt** werden können. Außerdem lindert er **Schmerzen** und wirkt **blutdrucksenkend**.

Pflege und Anwendung: Der Saphir wird gereinigt, indem er einmal im Monat unter fließendem Wasser entladen und mit einem Bergkristall wieder aufgeladen wird. Heilsteinwasser aus diesem Edelstein wirkt besonders kräftig.

Sonnenstein

Farbe/Aussehen: orange

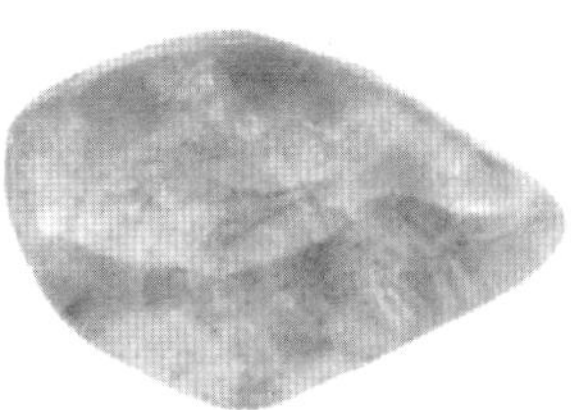

Familie: Aventurin-Feldspat (triklin, primär)

Geschichte und Bedeutung: Sonnensteine wurden schon früh als Energiesteine gesehen. Im alten Indien und China wurde geglaubt, der Stein berge die Kraft der Sonne. In Europa wurde der Stein daher so teuer gehandelt, dass die ärmere Bevölkerung ihn sich nicht leisten konnte.

Wirkung: Sonnenstein ist ein Heilstein, der den Optimismus repräsentiert. Auf die Seele wirkt er **lebensbejahend**. **Ängste** können durch ihn **gelindert werden** und auch Sorgen und sogar Depressionen sollen durch den Sonnenstein gemildert werden. Auf geistiger Ebene kann er helfen, die **eigenen Stärken** zu sehen und auch **das Positive** wahrzunehmen. Körperlich wird das vegetative Nervensystem durch ihn harmonisiert. Sonnenstein hilft darüber hinaus, dass die **Organe besser miteinander im Einklang** sind.

Pflege und Anwendung: Besonders wirkungsvoll ist das aus dem Sonnenstein hergestellte Heilsteinwasser. Dieses kann als Tee aufbereitet werden, um die Organe zu harmonisieren. Der Sonnenstein wird ein- bis zweimal im Monat unter fließendem Wasser ent- und in der Sonne wieder aufgeladen. Passen Sie auf, dass besonders dunkle Steine nicht zu lange in der Sonne liegen, da sie sich dort zu stark aufladen können.

Tigerauge

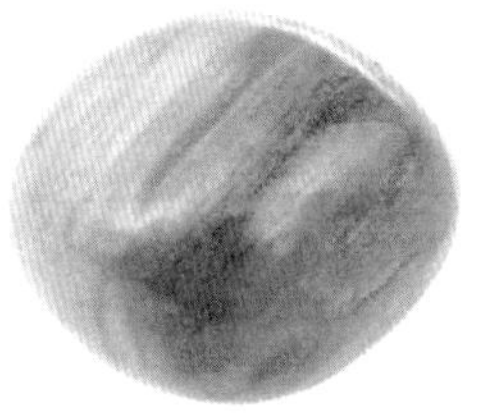

Farbe/Aussehen: braun und gold

Familie: Quarz (trigonal, sekundär)

Geschichte und Bedeutung: Das Tigerauge entsteht, wenn das Falkenauge verwittert. Eingelagertes Eisen sorgt dafür, dass die besondere bräunliche Streifung entsteht, die dem Tigerauge so eigen ist. Im alten Griechenland und im arabischen Raum war dieser Stein bekannt dafür, die Intuition zu stärken und Freiheit zu schaffen. Den Besitzern eines Tigerauges wurde nachgesagt, sie seien scharfsinnig und könnten daher verlässliche Entscheidungen treffen.

Wirkung: Tigerauge steht für Durchblick, Weitsicht und Scharfsinn. Er hat die Eigenschaft, der Seele bei **Stress** zu helfen und zu entlasten. **Negative Energien**, die von außen kommen, kann er **abwehren**. Geistig wirkt er, indem er die **Sinne schärft** und hilft, auch in unruhigen Zeiten Distanz und Übersicht zu wahren. Körperlich **reguliert** Tigerauge die **Nebennieren**, aber auch das **Sehvermögen**.

Pflege und Anwendung: Reinigen Sie das Tigerauge nach jedem Gebrauch unter fließendem Wasser. Es sollte höchstens für eine Woche getragen werden, denn Tigerauge kann den Energiefluss des Körpers beeinträchtigen, wenn es zu lange getragen wird. Heilsteinwasser kann nicht hergestellt werden, da im Tigerauge giftiges Asbest enthalten ist.

Türkis

Farbe/Aussehen: blaugrün

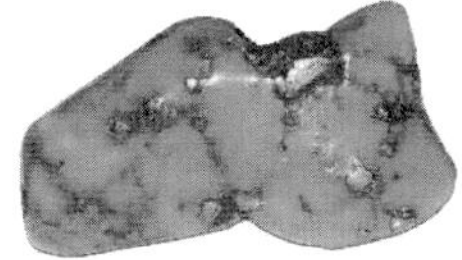

Familie: Kupfer-Aluminium-Phosphat (triklin, sekundär)

Geschichte und Bedeutung: Bei den amerikanischen Ureinwohnern gab es große Türkis-Vorkommen. Daher nutzten diese den Stein auch schon frühzeitig als Glücksbringer. Über die Kreuzfahrer gelangte er nach Europa, wo er sich ebenfalls großer Beliebtheit erfreute. Auch die alten Ägypter, Perser und Azteken verfügten über Türkisvorkommen. Der Türkis galt bei diesen Völkern auch oftmals als Stein der Herrscher.

Wirkung: Der Türkis ist der Schicksals-Stein. Er hat eine ausgleichende Wirkung auf die **Seele,** die er **aufmuntert** und vor äußeren Einflüssen schützt. Dem Geist ermöglicht er, die **Gründe für Glück oder Unglück zu erfassen** und dementsprechend zu handeln. Auf körperlicher Ebene kann er **bei Erschöpfung** helfen, besonders gut wirkt er zudem auf den Magen, wo er **Übersäuerung** lindert. Bei **Gicht und Krämpfen** ist er ebenfalls zu empfehlen.

Pflege und Anwendung: Entladen werden kann der Türkis in einer Schale mit Hämatit-Trommelsteinen, am besten einmal im Monat. Aufgeladen wird er mit einem Bergkristall. Den Türkis verwendet man am besten nur über einen kurzen Zeitraum nah am Körper. Er wirkt am besten, wenn er für ganz konkrete Beschwerden genutzt wird. Heilsteinwasser darf nicht aus ihm hergestellt werden, denn er ist giftig.

Topas, Gold

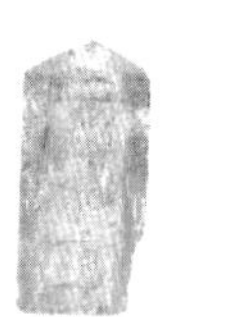
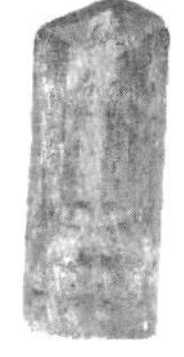

Farbe/Aussehen: gelb

Familie: Topas (rhombisch, primär)

Geschichte und Bedeutung: In der Johannes-Offenbarung der Bibel ist der Topas der neunte der zwölf Grundsteine der Jerusalemer Stadtmauer. In der Antike trugen ihn Herrscher, denn es wurde angenommen, dass er Weisheit für das Amt brachte. Im Mittelalter wurde der Goldtopas dahingegen als Heilstein genutzt, seine mildernde Wirkung auf den Magen war schon früh bekannt. Beim Topas besteht große Verwechslungsgefahr mit anderen Edelsteinen, sogar Diamanten und Citrin.

Wirkung: Goldtopas ist der Stein der Selbstachtung. Er soll seelisch dabei helfen, die eigene **Einzigartigkeit zu erkennen** und nach außen zu tragen. Dem Geist hilft Goldtopas, indem er ihn zu Engagement einlädt. Unter dem Einfluss des Topas steigert sich zudem die **Tatkräftigkeit**. Körperlich zeigt er gute Wirkungen bei **Erkrankungen der Nerven**. Seine Kraft zeigt sich auch bei **Verdauungsbeschwerden und sogar Essstörungen** (wie Magersucht). Frauen soll er zudem besonders gut beim **Stoffwechsel und der Fruchtbarkeit** helfen.

Pflege und Anwendung: Einfaches Betrachten des Steines hilft der Psyche, wer mit dem Topas körperliche Leiden lindern möchte, kann sich am besten eine Kette zulegen. Er wird ein- bis zweimal im Monat unter fließendem Wasser gereinigt und über Nacht mit einem Bergkristall wieder aufgeladen. Goldtopas kann zur Herstellung von Heilsteinwasser verwendet werden.

Turmalin, Schwarz

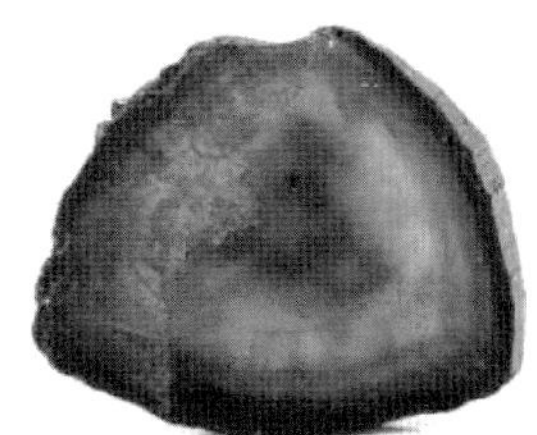

Farbe/Aussehen: schwarz

Familie: Turmalin (trigonal, primär/tertiär)

Geschichte und Bedeutung: Turmaline haben besondere Fähigkeiten, die schon immer ein großes Interesse an ihnen erregten. So wechseln sie ihre Farbe je nach Betrachtungswinkel und laden sich elektrostatisch auf, wenn man sie reibt oder erwärmt. Letzteres wurde unter anderem genutzt, um Asche aus der Pfeife zu ziehen, was dem Turmalin den wenig schmeichelhaften Spitznamen „Aschenzieher" einbrachte. Obwohl der Turmalin mittlerweile häufig in der Elektroindustrie eingesetzt wird, bleibt seine Bedeutung als Heilstein unangefochten.

Wirkung: Schwarzer Turmalin ist der Stein der Neutralität und ein starker Schutzstein zur Abwehr. Auf der seelischen Ebene sorgt er für mehr **Gelassenheit** und **senkt** den **Stress.** Er schützt vor negativen äußeren Einwirkungen und sorgt für **besseren Schlaf.** Auf geistiger Ebene ernüchtert er und fördert das **klare und logische Denken**. Auf körperlicher Ebene wirkt er schützend vor Strahlen, **lindert Schmerzen und wirkt gegen Taubheitsgefühle**. Schwarzer Turmalin soll zudem Narben entstören.

Pflege und Anwendung: Zur Anwendung auf Narbengewebe streichen Sie den schwarzen Turmalin über die Narbe. Dies hilft beim Entstören, indem die überflüssige Energie aus ihr entfernt wird. Zur Anregung des Energieflusses legt man die Steine auf die Meridiane, naher Körperkontakt ist beim Turmalin generell zu empfehlen. Gereinigt wird er einmal im Monat unter fließendem Wasser, die Aufladung erfolgt über ein paar Stunden in der Sonne. Heilsteinwasser kann aus dem Turmalin hergestellt werden und wirkt kräftigend.

Ein Guide - Mit Heilsteinen das eigene Leben verbessern

Jetzt wissen Sie alles, was Sie über Heilsteine wissen müssen, um sich von ihrer Kraft unterstützen zu lassen. Meist dauert es ein wenig, bis Sie den richtigen Stein gefunden haben und wissen, welche Anwendung am besten funktioniert. Da es eine große Vielfalt sowohl an Kristallen als auch an Anwendungsformen gibt, ist es nicht immer ganz leicht, die optimale Passung zu finden. Um Ihnen die Anwendung der Heilenergie im Alltag etwas zu erleichtern, möchten wir Ihnen an dieser Stelle einen übersichtlichen Guide zur Heilsteinnutzung präsentieren.

Stressabbau mit Heilsteinen

Wie bereits anfangs geschildert wurde, ist unsere moderne Welt nicht unbedingt freundlich für unsere Sinne. Die Hektik des Alltags, die ständige Geräuschkulisse und Entfremdung lösen dauerhafte Stresssymptome aus. Wenn auch Sie von Stress betroffen sind, können Heilsteine diesen lindern und Ihnen zur inneren Ruhe verhelfen.

Die besten Heilsteine zur Anwendung gegen Stress sind:

- Tigerauge
- Citrin
- Grüner Aventurin

Je nachdem, welche Form Ihr Stress annimmt, können diese Steine unterschiedlich bei der Bewältigung helfen. Ein Raumstein etwa kann helfen, Ihren Arbeitsplatz von den negativen Energien zu reinigen. Wenn Sie dauerhaften Stress haben oder gehetzt durch den Alltag gehen, ist es ratsam, einen Stein nah am Körper zu tragen. Heilsteinmeditationen eignen sich besonders gut gegen Stress, da Sie gleichzeitig die innere Ruhe durch ausgeglichene Atmung fördern und Ihnen dabei helfen, mehr zu sich selbst zu finden.

Angst

Viele Menschen leiden unter Angst. Es ist ein sehr natürliches Gefühl, das uns eigentlich davor schützen soll, in Gefahr zu geraten. Allerdings kann Angst auch pathologisch werden, und zwar so sehr, dass sie uns in unserem Alltag einschränkt und belastet. Besonders ausgeprägte Formen von Angst äußern sich in Phobien, Verlustängsten und Panikattacken. Heilsteine können diese Angst lindern und Ihnen mehr Vertrauen schenken. Die besten Heilsteine zur Anwendung gegen Angst sind:

- Bernstein
- Obsidian
- Rhodonit

Achtung:

Wenn Sie pathologisch unter Angst leiden und soziale Phobien oder regelmäßige Panikattacken haben, sollten Sie sich Unterstützung bei fachlich geeignetem Personal suchen. Heilsteine können Sie auf diesem Weg nur unterstützen.

Ängste können, wie auch Stress, durch Heilsteinmeditationen gelindert werden. Der doppelt heilsame Effekt tritt durch die vertiefte Atmung auf, die eine Meditation mit sich bringt. Die Kraft der Heilsteine entfaltet sich sehr gut durch diese tiefe Anwendung. Bernstein etwa kann auch als Bernsteinwasser eingenommen werden, um auch beruhigende Effekte auf den Körper zu haben. Angst verstärkt sich selbst dadurch, indem die psychische Vorstellung der Angst körperliche Symptome auslöst (Kurzatmigkeit, Herzklopfen, Zittern), welche wiederum vom Gehirn als angsteinflößend eingestuft werden. Eine Meditation beruhigt sowohl die psychischen als auch die physischen Sinne, Heilsteinwasser wirkt zusätzlich unterstützend auf den Körper. Der beste Stein gegen Prüfungsangst ist der Rhodonit.

Negativität loswerden – Optimismus fördern

Früher wurden Heilsteine häufig zur Abwehr „böser Geister" genutzt. Heutzutage bezeichnen wir diese Kräfte vorwiegend als „negative Energie". Heute wie damals werden Heilsteine verwendet, um diese Energien abzuschirmen und stattdessen den eigenen Optimismus zu fördern. Präventiv dienen Heilsteine dazu, diese Energien gar nicht erst aufzunehmen – aber auch bereits aufgetretene Krisen können durch Heilsteine entstört werden. Die besten Heilsteine zur Anwendung gegen negative Energien sind:

- Amethyst
- Schwarzer Turmalin
- Opal

Schutzsteine tragen Sie am besten nah am Körper oder Sie verwenden sie als Raumsteine, um die Energie zu reinigen. Besonders der Amethyst wird gerne als Raumstein verwendet. Er hat auch die besondere reinigende Eigenschaft, die es ihm erlaubt, andere Steine energetisch zu klären. Auch als Schmuck eignen sich diese Steine ganz wundervoll, nicht nur wegen ihres besonders auffälligen Aussehens.

Selbstbewusstsein stärken

Wenn Sie sich unsicher fühlen und gerne stärker wären, als Sie sich momentan wahrnehmen, können Heilsteine Ihnen dabei helfen. Ein geringes Selbstbewusstsein kann dazu führen, dass negativ von sich selbst gedacht wird und leichter Schuldgefühle entwickelt werden. Auch großer Perfektionismus führt manchmal zu einem eher geringen Selbstwertgefühl. Mit Heilsteinen wird das Vertrauen gefördert und so auch das eigene Selbstvertrauen gestärkt. Die besten Heilsteine zur Stärkung des Selbstbewusstseins sind:

- Aquamarin
- Rosenquarz
- Citrin

Selbstbewusstsein kommt von innen – wer sein Vertrauen in sich selbst nur aus den Worten anderer zieht und dies von deren Meinung abhängig macht, besitzt kein echtes Selbstvertrauen. Genau deshalb können die Heilsteine Ihnen bei der Entwicklung echten Vertrauens helfen: Denn sie aktivieren und reinigen lediglich die Energie, die wir bereits in uns tragen. Wir dürfen von ihrer Energie zehren, aber müssen schließlich selbst einen Weg finden, sie in uns zu halten.

Um Ihr Selbstbewusstsein zu stärken, können Sie einen Heilstein als Anhänger bei sich tragen oder gezielt als Handschmeichler benutzen. Auch Tee aus den Steinen, die sich dazu eignen, vertieft die Wirkung der Heilsteinkraft. Wenn Sie Ihre Ziele visualisieren, halten Sie dabei den Heilstein des Selbstvertrauens in der Hand: So wird die Energie genau dahin gelenkt, wo Sie sie brauchen.

Tipps & Tricks zur Heilsteinanwendung

Bevor es für Sie jetzt losgeht, möchten wir Ihnen noch einige praktische Alltagstipps an die Hand geben, um wirklich den vollen Nutzen aus Ihrer Heilsteinreise ziehen zu können.

- Reinigen Sie die Heilsteine direkt nach dem Kauf besonders gründlich. Auch wenn Sie diese beim Händler Ihres Vertrauens besorgt haben, weiß man nie, wo sie vorher lagen oder wer sie angefasst hat – dass gilt sowohl für Keime als auch für energetische Informationen.
- Prüfen Sie die Verträglichkeit Ihres Steins mit Ihrer Haut. Besonders die Steine, die Sie nah am Körper haben (zum Auflegen oder Tragen), sollten vorher getestet werden. Selten haben Heilsteine chemische Verbindungen, die Allergien auslösen können – auch Schweiß auf der Haut kann bei bestimmten Steinen eine chemische Reaktion auslösen.
- Heilsteinwasser sollte nur aus dafür geeigneten Heilsteinen hergestellt werden – überprüfen Sie daher gründlich, ob die von Ihnen ausgewählten Steine dafür geeignet sind, und verzichten Sie im Zweifelsfall lieber darauf.
- Heilsteine dürfen mit wenigen Ausnahmen niemals in die direkte Sonne gelegt werden – das UV-Licht kann besonders die empfindlichen Steine schnell zerstören.
- Bestimmte Gesteine können radioaktiv strahlen. Dies ist sehr selten und noch seltener sind diese Gesteine frei im Handel erhältlich. Achten Sie trotzdem auf eine mögliche Radioaktivität bei der Auswahl der Heilsteine und vermeiden Sie diese. Manche Steine werden zur Erhöhung der Farbintensität bestrahlt – dies ist eher bei hochwertigen Steinen wie Saphiren und Opalen der Fall. Erkennbar sind sie an ihrer besonders hohen Farbintensität. Auch diese Steine sollten zur Anwendung in der Heilung vermieden werden.
- Halten Sie Ihre Heilsteine von Wachs und Öl fern, denn dies kann den Steinen schaden – da Mineralien im Prinzip nichts anderes als chemische Verbindungen mit besonderer Kristallstruktur sind, sind sie auch anfällig dafür, mit anderen Verbindungen zu reagieren. Steine können durch Wachs und Öl ihre Farbe verlieren, stumpf oder porös werden. Auch Salz sollte nur bei verträglichen Steinen zur Anwendung kommen – Salz kann nämlich den pH-Wert der Steine und damit ihre Struktur ändern.
- Lagern Sie Ihren Heilstein so, wie es sich für den Stein gehört – der Opal hat beispielsweise einen hohen eigenen Wassergehalt und mag Luftfeuchtigkeit, ein Stein, der auf Wasser reagiert, wie der Türkis, sollte eher trocken gelagert werden.
- Reinigen Sie Ihre Steine nach Anwendung oder einer bestimmten Zeit und laden Sie sie wieder neu auf. Der Stein braucht diese Ruhephasen, damit er Ihnen weiterhelfen kann.

- Nehmen Sie Heilsteine nicht in Pulverform zu sich, da der genaue Anteil der Inhaltsstoffe in den Verbindungen von Stein zu Stein unterschiedlich ist. Sie können nie genau wissen, ob das Pulver gesundheitsschädlich ist oder nicht.
- Bedanken Sie sich immer bei Ihrem Stein nach einer Anwendung – er verdient Ihren Respekt und zollt ihn auch zurück.

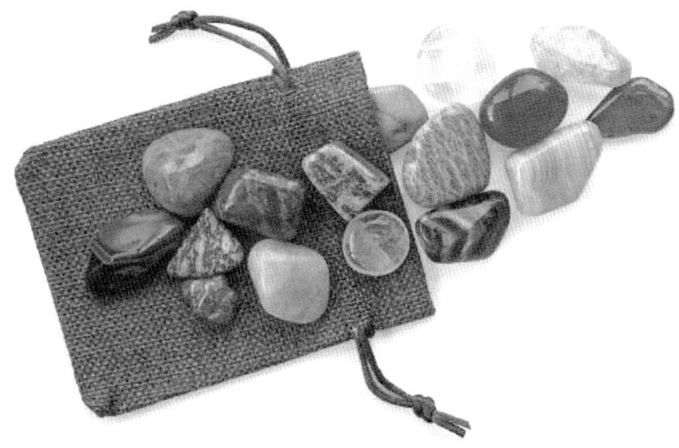

Bonus: Heilsteine in der Ayurveda-Lehre

Wie Sie bereits wissen, hat die Anwendung von Heilsteinen eine lange Geschichte. Diese führt unter anderem zurück ins alte Indien. Im indischen Ayurveda wird von verschiedenen Energieschichten ausgegangen, die uns umhüllen. Diese haben Sie bereits am Anfang dieses Buches kennengelernt.

Entsprechend der Ayurveda-Lehre sind Heilsteine mit der Astrologie und den Chakren verbunden. Die indische Astrologie, genannt Ivotish, setzt diese Kräfte direkt mit den Konstellationen der verschiedenen Planeten in Verbindung. Es wird angenommen, dass die Heilsteine gemeinsam mit den Gestirnen wirken und daher auch in den unterschiedlichen Kombinationen unterschiedliche Wirkungen haben. Daher ist es für eine vertiefte Heilsteinanwendung im Ayurveda wichtig, dass Sie auch mehr über Ihren persönlichen Planeten erfahren. Wir möchten Ihnen an dieser Stelle einen kurzen Einblick in die Heilpraxis des Ayurveda geben und Ihnen helfen, das bereits gesammelte Wissen in Verbindung mit dieser faszinierenden indischen Heilweise zu betrachten.

Im Ayurveda sind bis heute Heilsteine als sogenannte „Healing Sticks" – Heilstäbe – der Schamanen bekannt. Diese bestehen normalerweise aus sieben bis neun Steinen. Fast immer dabei sind Bergkristall, Amethyst, Jade und Lapislazuli. Die Heilstäbe werden verwendet, indem sie zeremoniell aufgeladen und dann in Therapien eingesetzt werden. Jeder Stein ist in der Regel mit einem der sieben Chakren verbunden.

Im Ayurveda werden Heilsteine auch außerhalb dieser Rituale genutzt, um die eigene Lebensenergie erwachsen zu lassen. Hier sollen sie die Chakren ausbalancieren und somit den Energiefluss des Körpers wieder in Bewegung bringen. Dazu werden sie bei Meditationen auf oder um den Körper gelegt. Wie bereits angedeutet, hilft der Geburtsplanet dabei, den perfekten Stein zu finden. Der Geburtsplanet leitet sich vom Geburtsdatum ab. Davon unabhängig wird aber auch gesagt, dass bestimmte Steine auf bestimmte Chakren wirken. Hier finden Sie eine Auswahl der Steine, die auf den bestimmten Chakren ihre Wirkung entfalten:

Wurzelchakra

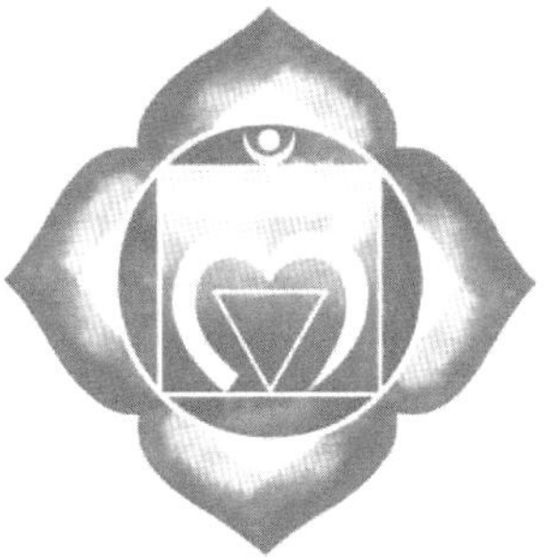

Wirkung: Ruhe, Schutz, Erdung
Vorwiegende Farbe: farblos, rot, braun, schwarz
Steine: u. a. roter Jaspis, Hämatit, Turmalin, Obsidian

Sakralchakra

Wirkung: Kreativität, Sexualität, Emotionen
Vorwiegende Farbe: orange, braun
Steine: u. a. Bernstein, Karneol, Koralle, gelber Calcit

Solarplexus-Chakra

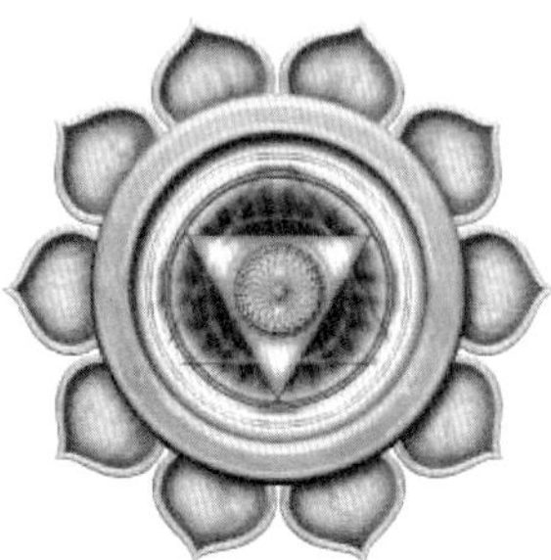

Wirkung: Selbstbewusstsein, Stärke, Willenskraft
Vorwiegende Farbe: gelb
Steine: u. a. Citrin, Tigerauge, gelber Jaspis, gelber Achat

Herzchakra

Wirkung: Akzeptanz, Liebe
Vorwiegende Farbe: rosa, grün
Steine: u. a. Rosenquarz, Fluorit, Jade, grüner Aventurin

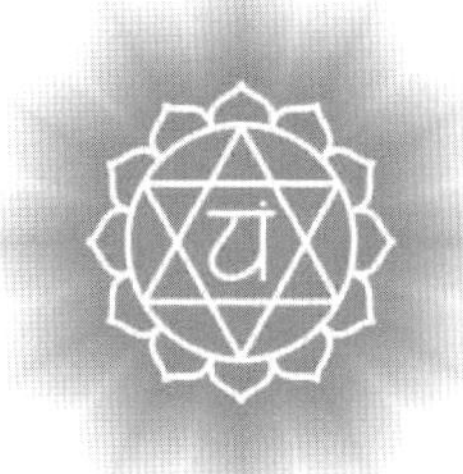

Halschakra

Wirkung: Selbstverwirklichung, Selbstausdruck
Vorwiegende Farbe: türkis, blau
Steine: u. a. Saphir, Aquamarin, Opal, Türkis

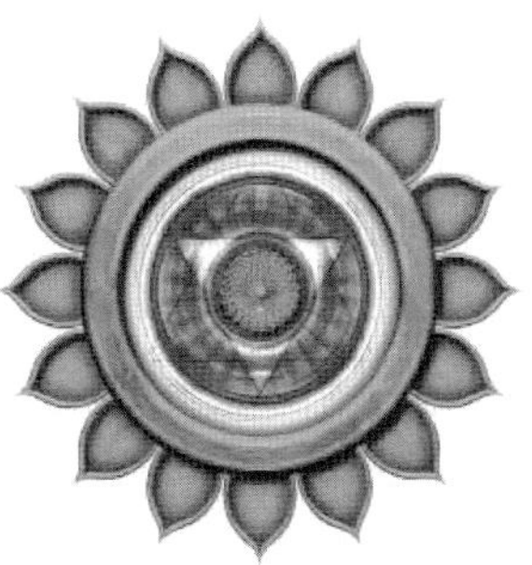

Stirnchakra

Wirkung: Vorstellung, Intuition
Vorwiegende Farbe: violett, indigo
Steine: u. a. Chalcedon, Lapislazuli, Coelestin, Azurit

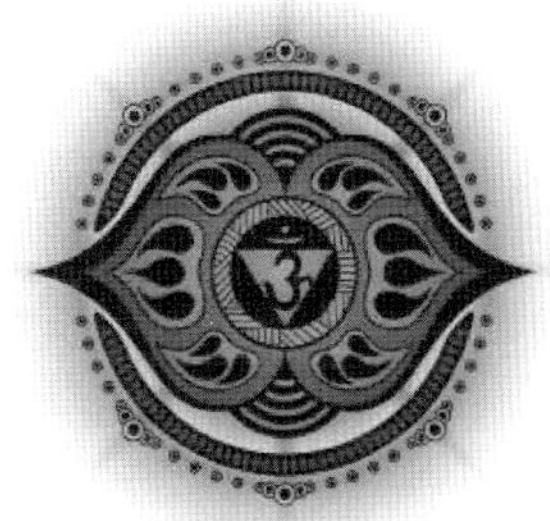

Kronenchakra

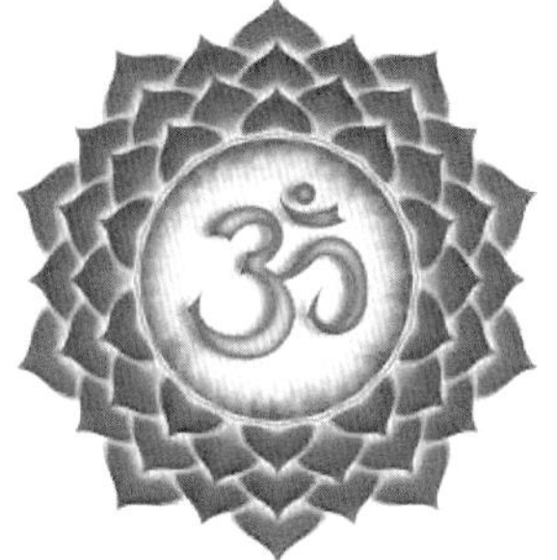

Wirkung: Bewusstsein, Spiritualität
Vorwiegende Farbe: violett, transparent
Steine: u. a. Amethyst, Diamant, Bergkristall, violetter Fluorit

Heilsteine als Geschenk der Erde

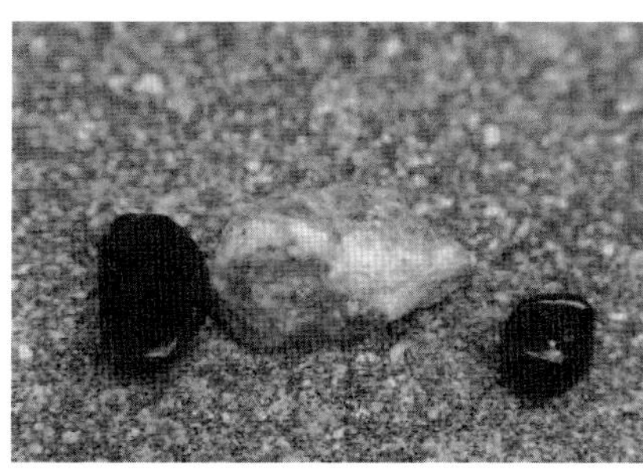

Heilsteine sind ein Geschenk unserer Erde. Nicht umsonst wurden sie jahrhundertelang in allen Kulturen zum Zwecke der Heilung, des Schutzes und des inneren Ausgleichs verwendet. Ihre besondere mineralogische Struktur und die Energie des Kosmos, die sie in sich tragen, sorgen für die wundervolle Wirkung, die sie auf unsere Leben haben können, wenn wir ihnen die Chance dazu geben.

Heilsteine sind besondere Mineralien, deren Struktur, Entstehungsgeschichte, Farbe und Energie uns dabei helfen, unseren eigenen Energiehaushalt in Einklang zu bringen.

Da wir alle aus Energie bestehen, hilft uns die uralte Energie der Steine, mit psychischen und physischen Problemen fertig zu werden. Sie können unseren Energiefluss anregen, Blockaden lösen, uns innerlich beruhigen und Chakren öffnen, um eine größere Verbundenheit mit dem Universum zu lernen.

In diesem Buch haben Sie gelernt, diese Energie für sich zu nutzen. Sie können nun den für Sie passenden Stein finden und Ihren eigenen Energiehaushalt wieder mit sich und der Welt in Einklang bringen. Wir wünschen uns für Sie, dass Sie auf Ihrem eigenen Weg die Kraft der Heilsteine für sich und für Ihre Umgebung nutzen können und so zu Ihrem persönlichen Glück finden – möge dieses Buch Sie dabei unterstützen.